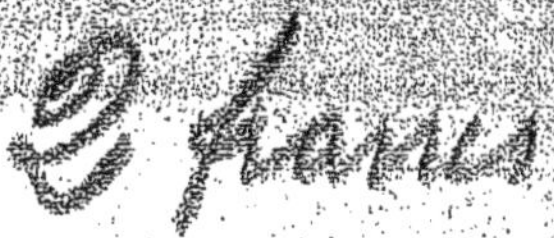

D\u1d63 Armand PILLIOT

Médecin Stagiaire au Val-de-Gráce.

Recherches cliniques

sur les

principales médications

de la

Chorée de Sydenham

le Beurre arsenical

et l'Antipyrine

en particulier

LYON — IMP. A. REY

RECHERCHES CLINIQUES

PRINCIPALES MÉDICATIONS

CHORÉE DE SYDENHAM

LE BEURRE ARSENICAL ET L'ANTIPYRINE

EN PARTICULIER

RECHERCHES CLINIQUES

SUR LES

PRINCIPALES MÉDICATIONS

DE LA

CHORÉE DE SYDENHAM

LE BEURRE ARSENICAL ET L'ANTIPYRINE

EN PARTICULIER

PAR

Le Dr Armand PILLIOT

Médecin Stagiaire au Val-de-Grâce.

———◆———

LYON

A. REY & Cie, IMPRIMEURS-EDITEURS DE L'UNIVERSITE

4, RUE GENTIL, 4

1904

A MON PÈRE ET A MA MÈRE

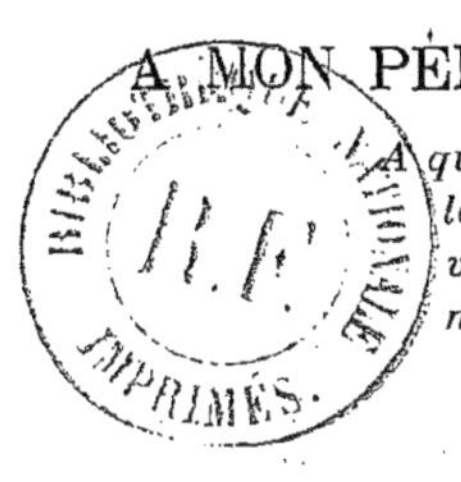

A qui je dois tout, et dont la vie ne fut qu'un long sacrifice, je dédie mon humble travail en témoignage de ma grande reconnaissance et de ma profonde affection.

A MES SŒURS

En témoignage de ma tendre affection.

A Monsieur le Docteur LORBER

Je suis heureux d'exprimer toute ma reconnaissance.

A MM. les Docteurs JÜLG et SAVELLI

A M. le Médecin-Major de 1re classe BOISSON

Major à l'Ecole du service de santé militaire,
Chevalier de la Légion d'honneur.

En remerciement des soins qu'il nous a prodigués, et de son inlassable bienveillance.

A MES PARENTS, A MES AMIS

INTRODUCTION

La chorée, comme toutes les névroses, se présente
sous des formes multiples et très variables, légères,
graves ou rebelles, et c'est peut-être là une des causes
pour lesquelles cette affection offre si peu de prise aux
agents thérapeutiques, cédant à tel médicament dans
tel cas, lui restant réfractaire dans tel autre cas.

« S'il est des maladies, dit le Dr Brochin [1], en présence desquelles le médecin se trouve placé entre l'em-
barras du choix et le doute sur l'efficacité des moyens
à employer, ce sont à coup sûr les maladies nerveuses.
L'empirisme nous a livré une multitude de moyens et
d'agents. Mais leur nombre et leur variété même
témoignent assez de leur insuffisance, et jamais on n'a
dit plus vrai, qu'en thérapeutique une richesse appa-
rente cache une indigence réelle. »

C'est précisément le cas de la chorée de Sydenham,
même à l'heure actuelle. Les médications préconisées
contre cette maladie sont très nombreuses et nous ne
nous attarderons pas à les énumérer toutes. Cette longue

---

[1] Dechambre, *Dict. encyclopéd. des sciences médic.* (article
Maladies nerveuses, par Brochin.

étude historique a été déjà faite souvent et nous entraî-
nerait bien trop loin, sans apporter rien de bien utile au
point de vue résultat pratique que nous essayons de
rechercher ici avant tout.

Nous nous proposons simplement, dans ce travail, de
passer en revue les principales médications proposées
dans ces dernières années pour combattre la chorée,
de vérifier leur valeur thérapeutique respective, et nous
étudierons plus spécialement, grâce à de nombreuses
observations, celles de ces médications qui nous paraissent avoir fait leurs preuves d'une manière incontestable, et qui, à juste titre, méritent tout spécialement l'at-
tention et la faveur des praticiens.

Nous laisserons complètement de côté l'historique
de la question que l'on trouvera détaillé dans de nombreuses études, telles les thèses d'Hubrecht (Paris 1895),
de Del Pozzo (Paris 1897-1898), de Detcheff (Lyon
1900-1901), de Fabel (1901-1902), etc., et dans divers
autres ouvrages.

Nous nous bornerons, dans ce travail, à mettre en
parallèle les résultats cliniques obtenus par diverses
médications et nous essayerons d'en tirer des conclusions au point de vue de la thérapeutique pratique.

Les médicaments les plus employés dans ces der-
niers temps contre la chorée de Sydenham sont, en
première ligne, l'arsenic et l'antipyrine ; viennent ensuite
l'émétique, le chloral, l'hédonal, le trional, les bromures,
l'opium ; on a aussi employé le vanadate de soude, la
cryogénine ; citons le traitement par le « drap mouillé »
et, de date toute récente, la ponction lombaire, la balnéation prolongée. De toutes ces médications les plus en

vogue à l'heure actuelle sont sans contredit celles par l'arsenic et par l'antipyrine. Aussi, étudierons-nous plus strictement la valeur comparée de ces deux médicaments, ce qui nous sera facile grâce à de nombreusse observations représentant environ une dizaine d'années d'essais thérapeutiques suivis.

Que l'arsenic dans le traitement de la chorée ait une efficacité réelle, que c'en soit le véritable spécifique, nul ne le conteste à l'heure actuelle : dès l'année 1859, Aran l'affirmait déjà dans le *Bulletin général de thérapeutique* : « La médication arsenicale est d'une efficacité incontestable dans un certain nombre de cas de chorées ; elle paraît surtout applicable aux cas rebelles et opiniâtres, aux formes anormales de la maladie. Rien ne prouve qu'elle ne puisse être appliquée avec avantage au traitement des chorées simples et récentes. Employée avec modération, elle n'expose à aucun accident sérieux ; la guérison, lorsqu'elle a lieu, est obtenue en général dans un temps très court. C'est donc un des médicaments les plus remarquables de la chorée. » Mais l'arsenic s'emploie sous des formes variées, et c'est précisément lorsqu'il s'agit d'être fixé sur les formes à employer que l'accord n'est plus unanime. Les préparations arsenicales les plus employées sont les suivantes :

La liqueur de Fowler ;
L'arséniate de soude ;
La liqueur de Boudin ;
Le cacodylate de soude :
L'arrhénal ;
Le beurre arsenical.

Certains auteurs préconisent la liqueur de Boudin pendant que d'autres n'emploient que la liqueur de Fowler, d'autres le cacodylate de soude, etc. Or nous verrons que le choix de la préparation arsenicale à employer est bien loin d'être indifférent, en montrant combien sont variables les résultats obtenus suivant l'usage de telle ou telle de ces préparations.

Nous rechercherons donc quelle est la valeur respective et comparée de chacune de ces médications, aussi bien arsenic qu'antipyrine, chloral, etc.; et nous essayerons de prouver quelle est la meilleure au point de vue pratique.

Nous avons cru rationnel d'exposer tout d'abord les *122 observations* très résumées que nous devons à l'obligeance de M. le professeur Weill. Ces observations ont toutes été recueillies dans le service de notre maître, qui, nous nous empressons de le dire, a toujours été très exigeant pour leur rédaction. Il va sans dire qu'elles ont été toutes prises très soigneusement, M. le professeur Weill les vérifiant et les annotant lui-même régulièrement.

Nous nous en rapportons donc à l'autorité de notre éminent maître, M. le professeur Weill, dont la haute compétence en clinique infantile est universellement appréciée. Notre travail n'est que le reflet, trop vague peut-être, de l'enseignement précieux que nous avons reçu de lui. Nous n'oublierons pas les brillantes leçons de clinique médicale infantile que nous avons, heureusement, pu suivre pendant nos études à Lyon. Nous sommes heureux de lui témoigner ici notre profonde reconnaissance.

Nous classons nos observations en catégories et nous distinguons :

A. *Arsenic.* — *a*) Les cas où les malades ont été traités uniquement par la liqueur de Boudin (14 observations).

b) Les cas où les malades ont été traités uniquement par le beurre arsenical (33 observations).

c) Les cas où les malades ont été traités uniquement par l'arrhénal (6 observations).

d) Les cas où les malades ont été traités uniquement par le cacodylate de soude.

e) Ceux où ils n'ont pris que de la liqueur de Fowler.

B. *Antipyrine.* — Nous donnons ensuite les observations de malades traités par l'antipyrine seule (34 observations).

C. Viennent ensuite les cas de malades ayant subi des traitements spéciaux, cryogénine, vanadate de soude, etc.

D. Finalement, nous donnons les observations de malades ayant subi plusieurs médications pendant la même maladie (32 observations).

Nous essaierons ensuite de faire la critique de ces différents modes de traitement de la chorée et nous ferons plus spécialement l'étude des avantages comparés du beurre arsenical et de l'antipyrine. Nous indiquerons rapidement les résultats pratiques qui découlent de ces nombreuses observations, nous aidant, d'autre part, d'autres travaux pour confirmer nos affirmations.

C'est à M. le Dr Péhu, chef de la Clinique médicale infantile, que revient l'idée première de cette thèse. Il a bien voulu s'associer à nos recherches et nous aider sans cesse de ses conseils éclairés ; qu'il nous permette de lui adresser nos remerciements les plus vifs et de rendre tout spécialement hommage à sa complaisance et à son extrême amabilité.

RECHERCHES CLINIQUES

SUR LES

PRINCIPALES MÉDICATIONS

DE LA

CHORÉE DE SYDENHAM

LE BEURRE ARSENICAL ET L'ANTIPYRINE

EN PARTICULIER

CHAPITRE PREMIER

OBSERVATIONS

Avant d'aborder le développement dans lequel nous exposerons les résultats qui nous ont été dictés par nos 122 observations de chorée, et avant d'exposer ces dernières dans un paragraphe spécial, nous donnerons quelques explications qui en faciliteront la lecture et qui permettront, au besoin, d'en consulter facilement les textes originaux qui sont conservés et classés dans le laboratoire de la Clinique médicale infantile, à la Charité. Les numéros qui accompagnent ceux que nous mettons nous-même en tête de chacune de nos observations sont ceux sous lesquels ils ont été consignés dans le service de M. le professeur Weill, dans des registres spéciaux auxquels on pourra se reporter au besoin.

Nous n'avons pas jugé utile de rapporter dans cette thèse les vingt-cinq ou trente cas de chorée où les malades n'ont subi comme traitement qu'une hygiène et une diététique appropriées. Nous avons cru préférable de développer, par compensation, les observations qui rapportaient, au cours d'un traitement médicamenteux, des faits importants ou tout au moins intéressants. — Nous répétons, d'autre part, que ces observations ont toutes été recueillies et résumées, dans le service de M. le professeur Weill, des originaux annotés par lui.

OBSERVATIONS TRÈS RÉSUMÉES

de malades traités uniquement par le beurre arsenical.

OBSERVATION I, n° 5708. — Fillette de quatorze ans. Premier séjour à l'hôpital du 5 décembre 1903 au 5 février 1904, pour chorée ayant débuté le 25 octobre 1903. Traitement de quinze jours par le beurre arsenical : l'amélioration se produit au bout de dix jours ; disparition complète des mouvements vers le quinzième jour.

Récidive le 26 février 1904. Le beurre arsenical amène rapidement la cessation des mouvements. Urines : pas d'albumine.

OBS. II, n° 4414. — Fillette de dix ans et demi. Chorée ayant débuté en janvier 1902. Le beurre arsenical amène une rapide amélioration en dix jours et une guérison complète en quinze jours. Urines : pas d'albumine.

OBS. III, n° 2650. — Fillette de dix ans et demi. Prend de l'acide arsénieux pendant dix-huit jours. Grande amélioration au bout de dix-sept jours. Guérison complète treize jours plus tard. Assez pâlie et assez amaigrie. Urines : pas d'albumine.

Obs. IV, n° 6011. — Fillette de six ans. Début de la chorée en février 1904. Traitée à domicile par bromure, bains sulfureux, antipyrine sans aucun résultat. Traitée à l'hôpital par le beurre arsenical du 19 mai jusqu'au 2 juin 1904. Grande amélioration. Le 22 juin, deuxième série de beurre arsenical. Guérison le 30 juillet 1904. Pas d'albumine.

Obs. V, n° 2260. — Fillette de douze ans et demi. Entre le 8 février 1900 pour chorée ayant débuté en décembre 1899. Traitée par beurre arsenical, sort guérie le 2 mai 1900. Pas d'albumine, sauf léger disque le 31 mars.

Obs. VI, n° 2515. — Fillette de neuf ans. Entre le 21 mai, pour chorée ayant débuté le 6 mai 1900. Traitée par le beurre arsenical, on constate une amélioration notable au bout de quatre à cinq jours. Sort guérie le 4 juillet 1900. Léger disque d'albumine du 19 au 28 juin.

Obs. VII, n° 2354. — Fillette de trois ans. Entre le 29 juin 1900, pour chorée ayant débuté le 22 juin. Traitée par le beurre arsenical, on constate une amélioration très sensible le 12 juillet. La malade sort complètement guérie le 21 juillet 1900. Urines : pas d'albumine.

Obs. VIII, n° 2396. — Fillette de quatorze ans et demi. Traitée à partir du 2 octobre 1899, par le beurre arsenical, pour chorée ayant débuté en juillet 1899. Les mouvements se sont améliorés au bout de trois à quatre jours et ont complètement disparu le 26 octobre. La malade, pendant toute la durée de son traitement, a présenté un excellent état. Urines : pas d'albumine.

Obs. IX, n° 3272. — Fillette de dix ans et demi. Entre le 5 octobre 1899 pour chorée ayant débuté fin juillet. Gué-

rison complète par l'acide arsénieux, le 6 novembre 1899.
Urines : pas d'albumine.

Obs. X, n° 3305. — Fillette de onze ans et demi. Traitée
à partir du 16 décembre 1899 par le beurre arsenical : amélioration. Pas d'albumine. Le 22 février 1900, apparition
d'une petite éruption papuleuse, rosée, aux genoux et aux
fesses. Le 21 mars 1900, on donne une deuxième série de
beurre arsenical : diminution des mouvements choréiques,
mais apparition d'un léger disque d'albumine dans les urines.
Guérison complète le 15 avril 1900. Il n'y a plus d'albumine
dans les urines.

Obs. XI, n° 4879. — Fillette de dix ans. Début de la
chorée en 1899; durée deux mois; soignée à domicile.
Récidive fin août 1902. Soignée à l'hôpital par le beurre
arsenical, à partir du 7 novembre. Guérison complète le
11 décembre 1902. Urines : pas d'albumine.

Obs. XII, n° 2581. — Fillette de douze ans et demi. Entre
à l'hôpital le 2 janvier 1899 pour chorée ayant débuté en
décembre 1898. Traitée à partir du 3 janvier par le beurre
arsenical: ne présente qu'une seule fois des vomissements
accompagnés de céphalée et de nausées, le 6 janvier. Amélioration notable le 23 janvier. Guérison complète le 25. Pas
d'albumine dans les urines.

Récidive le 22 octobre 1900. — Traitée par beurre arsenical, guérison rapide, sans aucun phénomène d'intolérance. Pas d'albumine dans les urines.

Obs. XIII, n° 2576. — Fillette de onze ans. Traitée
par le beurre arsenical à partir du 17 mai 1899 pour chorée ayant débuté en juillet 1898. L'amélioration débute
à la fin du traitement, c'est-à-dire le 7 juin. La malade
sort complètement guérie le 25 juin 1899, sans avoir jamais
présenté de phénomènes d'intolérance ou d'albumine dans
ses urines.

Récidive en janvier 1900. — Traitée par le beurre arsenical dès le 22 mars. Guérison complète un mois après. Pas d'albumine dans les urines.

OBS. XIV, n° 4483. — Fillette de douze ans. Soignée à l'hôpital par le beurre arsenical le 13 mars 1902, pour chorée ayant débuté le 15 janvier de la même année. Le 9 mai 1902, on cesse le traitement, la malade étant complètement guérie. Pas d'albumine dans les urines.

Obs. XV, n° 3336. — Fillette de quatorze ans. Traitée du 25 octobre au 27 novembre 1899 pour chorée ayant débuté en août 1899. Guérison rapide par le beurre arsenical. Pas d'albumine dans les urines.

OBS. XVI, n° 4477. — Fillette de neuf ans. Traitée à partir du 27 février 1902 pour chorée datant d'un mois. Le beurre arsenical est donné suivant la méthode ordinaire. La malade sort complètement guérie le 14 mai 1902. Pas d'albumine dans les urines.

OBS. XVII, n° 2303. — Fillette de onze ans et demi. Malade ayant eu à six ans une danse de Saint-Guy d'une durée de cinq semaines. Soignée du 27 juillet 1899 au 21 août 1899 par l'acide arsénieux, sort complètement guérie. Urines : pas d'albumine.

OBS. XVIII, n° 3351. — Fillette de onze ans et demi. Chorée ayant débuté en 1896, d'une durée de quinze jours. Soignée à partir du 28 décembre 1898, par le beurre arsenical : amélioration rapide, sans aucun trouble ni malaise. Urines : pas d'albumine.

OBS. XIX, n° 2533. — Fillette de dix ans. Traitée dès le 27 octobre 1899 pour chorée ayant débuté le même mois. Le 17 décembre, l'amélioration qui suit le traitement par le beurre arsenical ne continue pas.

Récidive : On donne une deuxième série d'acide arsénieux et, les deux premiers jours du traitement, on trouve
de l'albumine dans les urines. Amélioration légère. Le
21 décembre, nouvelle série de beurre arsenical à doses
croissantes puis décroissantes : amélioration notable alors.
On constate le 27 janvier la disparition des mouvements
depuis deux jours. Il n'y avait pas cette fois d'albumine
dans les urines. La malade sort complètement guérie le
4 février 1900.

Obs. XX, n° 3365. — Fillette de huit ans et demi. Traitée par le beurre arsenical le 29 juillet 1899. Sort guérie
le 30 août 1899. Pas d'albumine dans les urines.

Obs. XXI, n° 4502. — Fillette de quatorze ans et demi.
La chorée débute en janvier 1902, mais elle n'est traitée
qu'à dater du 25 mars par le beurre arsenical; le 19 avril,
la malade est complètement guérie. Pas d'albumine dans
les urines.

Obs. XXII, n° 6024. — Fillette de douze ans. Traitée par
le beurre arsenical à partir du 10 juin 1904 pour chorée
ayant débuté en avril 1904. Le 26 juillet de la même année,
la malade sort complètement guérie; les 10 et 11 juillet,
on note la présence d'albumine dans les urines.

Obs. XXIII, n° 4943. — Fillette de treize ans et demi.
La chorée débute chez elle à quatre ans; récidives à divers
intervalles. Nouvelle récidive en décembre 1902. Le 7 janvier 1903, la malade est traitée à l'hôpital par l'acide arsénieux. La malade sort guérie le 11 février 1903.
On n'a pas constaté d'albumine dans les urines.

Obs. XXIV, n° 5528. — Fillette de douze ans. La cho -
rée a été traitée il y a trois ans, par des douches en jets sur
la colonne vertébrale et « le drap mouillé » : une amélioration s'ensuit. La malade entre le 21 septembre 1903,

dans le service, on la traite par le beurre arsenical : l'amélioration se manifeste nettement le 15 octobre; du 25 au
26 octobre la malade se plaint de céphalée, de mal de
gorge, et de points de côté; le 27 octobre, on note une érup-
ti n de papules larges, saillantes, rosées, sur la face externe
des jambes. Guérison le 18 novembre 1903. Urines : pas
d'albumine.

Obs. XXV, n° 5948. — Fillette de neuf ans. La chorée
débute en mai 1904. Le 26 mai 1904 on donne le traitement arsenical (acide arsénieux, doses progressives, puis
régressives). On supprime le traitement le 6 juin. On constate immédiatement une amélioration notable.

La malade sort guérie le 22 juin. Pas d'albumine dans
les urines.

Obs. XXVI, n° 4503. — Fillette de douze ans. Guérison
simultanée de chorée et d'eczéma par le traitement arsenical. On institue le traitement par l'acide arsénieux le
10 janvier 1902, le 20 janvier on supprime le traitement.
Amélioration rapide avant la fin du traitement. L'amélioration se maintient bien, l'arsenic est parfaitement toléré
et, le 28 janvier, on donne une deuxième série de beurre
arsenical. On constate le 8 février une très notable amélioration et l'on supprime le traitement. Troisième série
d'acide arsénieux le 15 février, supprimé le 1er mars. La
malade sort le 9 mai complètement guérie et de sa chorée
et de son eczéma. On n'a pas constaté d'albumine dans les
urines.

Obs. XVII, n° 2364. — Fillette de neuf ans. Chorée
traitée à partir du 12 juin par le beurre arsenical. Tolérance
parfaite du médicament, amélioration rapide. La malade
sort complètement guérie le 5 juillet 1899. Urines : pas
d'albumine.

Obs. XXVIII, n° 2340. — Fillette de onze ans. La chorée

a débuté à huit ans, puis a cessé. Récidive en novembre 1899. Traitée du 9 novembre au 6 janvier 1900 par le beurre arsenical. Insuccès complet du traitement.

Obs. XXIX, n° 2566. — Fillette de sept ans et demi. Chorée ayant débuté en juillet 1899, est traitée dès le 13 juillet par le beurre arsenical. Le 1ᵉʳ août on constate une éruption localisée à la face; pas de coryza, pas de conjonctivite; la température monte. Ce n'est pas une rougeole. Le 29 août, la chorée a complètement disparu.

Pas d'albumine dans les urines.

Obs. XXX, n° 3526. — Fillette de sept ans et demi. La chorée, qui a débuté en septembre 1900, est traitée à partir du 6 octobre 1900 par le beurre arsenical. Amélioration au bout de quatre jours. Grande amélioration vers le 20 octobre, alors que la malade en était à 3 centigrammes d'acide arsénieux.

Le 30 octobre, les mouvements ont complètement disparu.

Pas d'albumine.

Obs. XXXI, n° 4442. — Fillette de onze ans et demi. Début de la chorée en novembre 1901. On ne traite la malade qu'à partir du 25 janvier 1902. Amélioration notable par le traitement arsenical le 19 février.

Guérison complète le 2 avril 1902.

Pas d'albumine.

Obs. XXXII, n° 5710. — Fillette de dix ans. Début le 1ᵉʳ mars 1904; traitement institué à partir du 2 mars 1904.

Le 5 avril, on ne constate pas d'amélioration.

La malade est emmenée par ses parents.

Obs. XXXIII, n° 2531. — Fillette de onze ans. Chorée ayant débuté le 23 mai 1899, traitée à partir du 29 par le beurre arsenical. Amélioration rapide.

La malade est emmenée par ses parents le 12 juin 1899.
Pas d'albumine.

OBSERVATIONS RÉSUMÉES

de malades traités uniquement par l'antipyrine (34 cas).

Obs. XXXIV, n° 1658. — Fillette de treize ans et demi. La chorée a débuté en février 1898 ; traitée à partir du 22 mars 1898 par l'antipyrine, on constate une amélioration au bout de huit jours.

La malade sort complètement guérie le 11 avril 1898.
Pas d'albumine.

Obs. XXXV, n° 1723. — Fillette de onze ans. Chorée ayant débuté le 10 juin 1898. La malade prend pendant quelques jours 3 grammes d'antipyrine sans résultat.

Elle entre à l'hôpital le 7 juillet 1898. On lui donne 5 grammes d'antipyrine tous les jours. Les mouvements diminuent au bout de huit jours de traitement.

La malade sort complètement guérie le 1er août 1898.
Pas d'albumine.

Obs. XXXVI, n° 1659. — Fillette de onze ans et demi. Scarlatine à six ans suivie de chorée d'une durée de deux mois. A huit ans, nouvelle atteinte de chorée : même durée.

Entre dans le service le 10 février 1898 pour troisième atteinte de chorée. On lui donne, par jour, 4 grammes d'antipyrine.

On constate une amélioration notable au bout de huit jours de traitement.

Guérison complète le 18 mars 1898.
Pas d'albumine.

Obs. XXXVII, n° 1041. — Fillette de sept ans. Chorée ayant débuté le 20 août 1896, est traitée à partir du 28 par l'antipyrine, 2 grammes par jour.

L'amélioration ne se produit nettement que quinze jours après le début du traitement, elle progresse de jour en jour.

La malade sort guérie le 19 septembre 1896.

Pas d'albumine.

Obs. XXXVIII, n° 3290. — Fillette de dix ans et demi. La chorée débute en août 1898.

Le 27 octobre on institue le traitement antipyrinique : 4 grammes d'antipyrine par jour.

Le 10 décembre : amélioration.

Le 15 décembre : guérison complète.

Pas d'albumine.

Obs. XXXIX, n° 3441. — Fillette de onze ans. La chorée date du mois d'août 1900.

A partir du 26 décembre 1900, on donne à la malade 4 grammes d'antipyrine par jour.

Amélioration au bout de quatre à cinq jours, qui progresse à partir de ce moment.

Le 23 janvier 1901, guérison complète.

Pas d'albumine.

Obs. XL, n° 417. — Fillette de onze ans. La chorée débute en septembre 1894.

Pendant trois mois, à partir du 11 octobre, on donne 2 pilules de Rabuteau par jour.

Le 31 janvier 1895, les mouvements ont disparu depuis trois semaines. Pas d'albumine.

Récidive le 1er juin 1897. La malade rentre dans le service le 3 août 1897 pour chorée et anémie.

A partir du 31 août, on lui donne chaque jour 3 grammes d'antipyrine en six cachets.

Les mouvements cessent complètement le 10 septembre; on cesse le traitement le 28.

Pas d'albumine.

Obs. XLI, n° 1483. — Fillette de douze ans. Chorée débute en septembre 1897.

Traitée à partir du 2 octobre 1897 par l'antipyrine (4 gr. par jour), elle est complètement guérie le 2 novembre 1897.

Pas d'albumine.

Obs. XLII, n° 1507. — Fillette de dix ans. Début de la chorée en janvier 1897.

Arrivée dans le service le 3 novembre 1897, la malade prend 3 grammes d'antipyrine par jour.

Le 10 novembre, on constate une amélioration.

La guérison est complète le 31 novembre.

Pas d'albumine.

La chorée récidive le 1ᵉʳ janvier 1898. La malade est soignée dans le service du 25 avril au 18 mai 1898 ; elle prend 4 grammes d'antipyrine par jour et sort complètement guérie.

Obs. XLIII, n° 1487. — Fillette de huit ans. La chorée débute en juillet 1897.

La malade est traitée par l'antipyrine (4 gr. par jour) à partir du 8 octobre 1897.

L'amélioration a été très nette après huit jours de traitement. Guérie le 10 novembre 1897. Albumine une seule fois. Récidive en janvier 1898. Est envoyée à Longchêne le 7 février 1898. Amélioration à son retour.

Nouvelle récidive le 27 octobre 1903. Traitée par l'antipyrine (4 gr. par jour), on constate une amélioration notable dès le 4 novembre. Part guérie le 18 novembre 1903.

Pas d'albumine.

Obs. XLIV, n° 1701. — Fillette de neuf ans et demi. La chorée débute en février 1898 ; elle est traitée à partir du 15 par l'antipyrine (3 gr. par jour) Sort guérie le 12 mars, améliorée après huit jours de traitement.

Pas d'albumine.

Obs. XLV, n° 2578. — Fillette de dix ans. Chorée débute en juillet 1899.

Traitée à partir du 21 août 1899 par l'antipyrine (2 gr. par jour), les mouvements ont cessé complètement le 8 septembre 1899.

Pas d'albumine.

Obs. XLVI, n° 55. — Fillette de huit ans et demi. Début de la chorée en 1892.

La malade est traitée dans le service du 10 novembre 1893 au 22 décembre 1893. Elle prend 3 grammes d'antipyrine par jour. On constate le 25 novembre une légère amélioration. Guérison brusque le 21 décembre à la suite d'épistaxis.

Récidive le 14 février 1894. Antipyrine, 4 grammes par jour. L'antipyrine a été suspendue au bout de quinze jours ; les mouvements avaient diminué, mais ils ont repris depuis. Le 7 avril on donne de nouveau de l'antipyrine : on constate des coliques et de la diarrhée. L'antipyrine est suspendue au bout de quinze jours.

Pas d'amélioration sensible depuis le mois de février.

Pas d'albumine.

Obs. XLVII, n° 99. — Fillette de six ans et demi. Début de la chorée en 1893. A partir du 6 décembre on donne à la malade 2 grammes d'antipyrine par jour.

Très améliorée le 8 janvier 1894.

Pas d'albumine.

Obs. XLVIII, n° 1842. — Fillette de huit ans et demi. Début de la chorée en avril 1898.

Traitée dans le service par l'antipyrine (4 gr. par jour) dès le 18 avril 1898.

Sort complètement guérie le 10 mai 1898.

Pas d'albumine.

Obs. XLIX, n° 1494. — Fillette de neuf ans. Début de la chorée en octobre 1897.

Traitée dès le 11 octobre 1897 par 3 grammes d'antipyrine par jour.

Amélioration rapide au bout de huit jours de traitement.

Guérie le 10 novembre 1897.

Pas d'albumine.

Obs. L, n° 1031. — Fillette de treize ans. Début de la chorée en juin 1896.

A partir du 20 juin 1896, la malade prend chaque jour 3 grammes d'antipyrine. Amélioration quelques jours après le début du traitement antipyrinique.

Le 16 août on supprime l'antipyrine.

Guérison complète le 27 août.

Pas d'albumine.

Obs. LI, n° 3695. — Fillette de dix ans. Début de la chorée le 15 mai 1901.

Traitée et guérie par l'antipyrine (3 gr. par jour) en un mois et demi.

Pas d'albumine.

Obs. LII, n° 1452. — Fillette de dix ans et demi. Début de la chorée en août 1897.

Le traitement antipyrinique (4 gr. par jour) commence le 14 octobre.

Amélioration au bout de huit jours.

Disparition des mouvements au bout de quinze jours de traitement.

Pas d'albumine.

Obs. LIII, n° 1470. — Fillette de treize ans et demi. Début de la chorée le 13 août 1897.

Après quinze jours de traitement par l'antipyrine (3 gr. par jour), guérison complète.

Pas d'albumine.

Obs. LIV, n° 1453. — Fillette de treize ans et demi. A onze ans et demi, chorée d'une durée de trois mois, guérie par l'antipyrine.

Récidive un an et demi après ; on la traite par l'antipyrine : 2 grammes par jour, et par des lotions froides. Echec de ce traitement.

La malade entre dans le service le 23 septembre 1897, c'est-à-dire cinq mois après le début de la récidive de la chorée.

On lui fait prendre par jour 4 grammes d'antipyrine.

L'amélioration se dessine au bout de cinq jours de traitement : amélioration imparfaite.

Est emmenée par ses parents le 5 novembre 1897.

Obs. LV, n° 1919. — Fillette de douze ans. Début de la chorée en septembre 1897.

Le 24 décembre, traitement par l'antipyrine (4 gr. par jour).

Légère amélioration vers le 30 décembre.

Le 14 janvier 1898, amélioration par rapport au début, mais de temps à autre les secousses reviennent.

Sort guérie le 10 mars 1898.

Pas d'albumine.

Obs. LVI, n° 1287. — Fillette de quatorze ans et demi. La chorée débute à onze ans et demi.

Entre dans le service le 30 mars 1897.

Est traitée par l'antipyrine (4 gr. par jour) à partir du 9 avril 1897.

L'amélioration s'est faite peu à peu au bout de quinze jours.

Sort guérie le 18 mai 1897.
Pas d'albumine.

Obs. LVII, n° 1894. — Fillette de onze ans et demi. Première atteinte de chorée à neuf ans.

Récidive en janvier 1898. Traitée par l'antipyrine (4 gr. 5o par jour), à partir du 1ᵉʳ avril, sort guérie le 13 avril.

Pas d'albumine.

Obs. LVIII, n° 3533. — Fillette de onze ans et demi. Début de la chorée en août 1899.

Traitée à partir du 24 août 1899 par l'antipyrine (3 gr. 5o par jour).

Amélioration dès le 1ᵉʳ septembre.

Sort guérie le 12 septembre.

Pas d'albumine.

Obs. LIX, n° 1895. — Fillette de dix ans et demi. Début dé la chorée en mai 1898.

Diète lactée et repos au lit; néanmoins, la chorée augmente.

Traitée par l'antipyrine (4 gr. par jour) à partir du 6 juin 1898, on constate une amélioration trois jours après.

Les mouvements ont ensuite progressivement diminué.

Sort guérie le 28 juin 1898.

Pas d'albumine.

Récidive le 7 novembre 1898.

Obs. LX, n° 126. — Fillette de sept ans. Début de la chorée en octobre 1892.

Traitée du 8 octobre au 20 novembre par l'antipyrine (3 gr. par jour).

Sort guérie.

Pas d'albumine.

Obs. LXI, n° 5. — Fillette de onze ans. Début de la choré en octobre 1893.

Traitée dès le 3o octobre 1893 par l'antipyrine (3 gr. par jour.

Guérison en deux mois, mais apparition d'un érythème.

Récidive quinze jours après sa sortie.

Pas de traitement.

Pas d'albumine.

Obs. LXII, n° 1496. — Fillette de douze ans. Début de la chorée en juillet 1897.

Traitée dès le 11 octobre 1897 par l'antipyrine (4 gr. par jour), on constate vers le 20 octobre l'apparition d'une éruption antipyrinique.

Le 23, l'éruption disparaît malgré la continuation du traitement.

Sort guérie le 14 novembre.

La guérison a été plus lente qu'habituellement.

Pas d'albumine.

Obs. LXIII, n° 23o7. — Fillette de six ans et demi. Début de la chorée en avril 1900.

On institue le traitement antipyrinique le 24 avril.

Le 7 mai, la malade présente une éruption qui a débuté par la face et les membres supérieurs.

Le 6 mai, seconde poussée qui s'est accompagnée d'un peu de toux. L'éruption rappelle celle de la rougeole, elle en diffère pourtant par sa répartition qui est considérable au niveau de la face d'extension des membres.

La paume des mains présente une coloration carminée spéciale. La poussée actuelle s'accompagne de conjonctivite et de coryza; il y a de même un très léger exanthème dans la gorge. Sur les lèvres, quelques petites ulcérations occupant le bas des narines. Desquamation légère sur le voile du palais.

Le 15 mai, l'éruption n'a pas augmenté comme étendue, mais est devenue plus foncée. On voit un piqueté au niveau du voile du palais.

Erosions au niveau des lèvres et du nez.

L'haleine exhale une odeur fétide.

Le 23 mai, la desquamation commence au niveau de la paume des mains.

Le 25 mai, on supprime l'antipyrine. L'éruption a pâli, laissant encore quelques macules brunâtres oujaunâtres. Il y a encore au niveau de la paume des mains une série de vésicules rappelant les vésicules de zona. Les ulcérations labiales se détergent.

En résumé, on constate, pendant le traitement de cette malade par 1 gr. 5o d'antipyrine chaque jour, l'apparition d'une éruption médicamenteuse et d'une stomatite diphtéroïde.

La malade sort guérie le 8 juin 1900.

Pas d'albumine.

Obs. LXIV, n° 3499. — Fillette de dix ans. Début de la chorée en août 1900. Du 13 au 21 août 1900, on donne à la malade chaque jour 3 grammes d'antipyrine. A partir du 21 août, elle en prend 4 grammes au lieu de 3 grammes.

Le 22 août apparaît sous le menton une plaque large comme une pièce de 5o centimes, tout à fait semblable à ce que produit une bulle de pemphigus quand l'épiderme est détaché. On constate la présence d'une plaque analogue sur la face interne de l'avant-bras gauche ainsi que sur l'helix.

On supprime l'antipyrine.

La malade sort guérie le 8 septembre 1900.

Pas d'albumine.

Obs. LXV, n° 1522. — Fillette de douze ans et demi. Début de la chorée le 20 novembre 1897. On institue le traitement antipyrinique (4 grammes par jour) dès le 29 novembre 1897.

Amélioration très manifeste au bout de cinq jours.

Disparition complète des mouvements choréiques le 10 décembre. Mais apparition d'une rougeur diffuse à la

partie inférieure des avant-bras ainsi qu'aux membres infé-
rieurs.

Le 12 décembre, l'éruption pâlit malgré la persistance de
l'administration de l'antipyrine.

Sort guérie le 13 décembre.

Pas d'albumine.

Obs. LXVI, n° 2062. — Fillette de neuf ans et demi.
Début de la chorée, le 10 septembre 1898. Dès le 30 septembre, on fait prendre chaque jour à la malade 4 grammes
d'antipyrine.

Le 10 octobre apparaît une éruption généralisée, mor-
billiforme; abondance de boutons légèrement surélevés.
L'éruption persiste cinq jours. Les yeux ont rougi le
deuxième jour de l'éruption.

Amélioration de la chorée. Sort guérie le 24 octobre 1898.

Pas d'albumine.

Obs. LXVII, n° 60. — Fillette de huit ans. Début de la
chorée en janvier 1894. Institution du traitement antipyrinique le 3 janvier 1894. La malade prend les 3 et 4 janvier
3 grammes d'antipyrine, puis 4 grammes du 4 au 25 janvier,
enfin 1 gramme à partir du 25 janvier.

On constate une amélioration notable au bout de quatre
à cinq jours. Mais apparaît une éruption sur les avant-bras
et la face; ce sont des plaques rougeâtres, surélevées. En
même temps prurit intense.

Le 1ᵉʳ février l'éruption est généralisée, mais le 7 les
mouvements ont cessé.

Pas d'albumine.

Récidive le 5 mars 1894. Même état que précédemment.
On donne 4 grammes d'antipyrine et, huit jours après, les
mouvements choréiques ont beaucoup diminué.

La malade sort à peu près guérie le 24 mars.

Nouvelle récidive le 23 avril 1894. Sous l'influence d'un

simple repos, sans aucune médication, les mouvements ont cessé.

Récidive le 12 février 1895. Après un traitement de huit jours par l'antipyrine (3 grammes par jour), la malade sort guérie.

Récidive le 20 mai 1896. On ne commence à faire prendre de l'antipyrine (3 grammes) à la malade qu'à partir du 11 juin. L'amélioration débute trois jours après l'administration de l'antipyrine.

Le 3 juillet, la malade sort guérie.

Récidive le 3 mars 1898. Traitée comme précédemment, on constate le 21 mars une légère amélioration.

Pas d'albumine.

OBSERVATIONS TRÈS RÉSUMÉES

de malades traités uniquement par la liqueur de Boudin (14 cas).

OBS. LXVIII, n° 1078. — Fillette de onze ans. Chorée ayant débuté insensiblement il y a trois ou quatre ans (1893?). La malade entre dans le service le 25 octobre 1896. A son entrée, ses urines sont normales ; pas de glycosurie alimentaire.

Le 28 octobre 1896, on institue le traitement arsenical par la liqueur de Boudin à doses progressivement croissantes, puis décroissantes : on constate au début une légère élévation de la température, ainsi que de la céphalée.

Le 2 novembre, alors que la malade en est à 25 grammes de liqueur de Boudin, on fait l'épreuve de la glycosurie alimentaire : celle-ci est positive.

Vomissements nombreux dès le 1er novembre.

Après onze jours de traitement, la chorée est stationnaire, la malade vomit de plus en plus, elle ne mange plus·

Au douzième jour du traitement, on constate une amélioration sensible.

Dès la suppression du traitement, les troubles digestifs disparaissent, la chorée est très améliorée.

La malade sort guérie le 21 novembre 1896.

Pas d'albumine.

Obs. LXIX, n° 1176. — Fillette de huit ans. La chorée débute en janvier 1897. On institue le 27 janvier le traitement par la liqueur de Boudin suivant la méthode ordinaire (début par 5 grammes, par jour, avec progression quotidienne de 5 grammes jusqu'à 35 grammes, puis diminution de 5 grammes par jour jusqu'à o.

Dès que l'on atteint 3o grammes de liqueur, on a de nombreux vomissements qui vont en continuant jusqu'à ce que l'on cesse le traitement.

Le 6 février, c'est-à-dire dix jours après le début du traitement, les mouvements choréiques commencent seulement à diminuer. Mais l'enfant paraît malade.

Rougeur des conjonctives, éruptions sur ailes du nez, râles disséminés dans tout le thorax.

On supprime le traitement. Les phénomènes catarrhaux dus à une grippe ont disparu.

Les mouvements choréiques ont cessé complètement.

La malade quitte l'hôpital le 24 février.

Pas d'albumine.

Obs. LXX, n° 1432. — Fillette de onze ans et demi. Chorée ayant débuté le 19 avril 1897. Le 3 juin 1897, on institue le traitement arsenical par la liqueur de Boudin.

On constate sept à huit vomissements par jour, lorsque la malade en est de 20 à 3o grammes de la liqueur, puis les vomissements vont en diminuant pour cesser complètement à la fin du traitement.

La malade sort guérie le 28 juin 1897.

Pas d'albumine.

Obs. LXXI, n° 1390. — Fillette de quinze ans. Début de la chorée en février 1897.

Début du traitement le 27 juillet 1897.

On constate le 4 août une éruption constituée de papules saillantes, rouge-jambon, aux coudes et aux genoux du côté de l'extension, aux fesses, à la partie postérieure des cuisses. Prurit intense.

Le traitement arsenical se termine aujourd'hui 4 août ; les mouvements ont cessé depuis cinq jours.

En somme, comme accident, éruption d'aspect rubéolique.

Pas d'albumine.

Obs. LXXII, n° 1418. — Fillette de huit ans et demi. Début de la chorée en juillet 1897. On donne, à partir du 25 juillet 1897, le traitement arsenical.

Les mouvements ont persisté avec un peu moins d'intensité après le traitement par la liqueur de Boudin qui a provoqué nombre de vomissements dès le deuxième jour. Ils ont ensuite diminué progressivement.

On constate le 20 août un léger disque d'albumine.

Obs. LXXIII, n° 1322. — Fillette de dix ans et demi. Début de la chorée en mai 1897.

A partir du 29 juin 1897, traitement par la liqueur de Boudin.

On note de nombreux vomissements dès le début du traitement.

Les mouvements diminuent de bonne heure, mais outre les vomissements de plus en plus nombreux, on constate une élévation de la température, de la rougeur de la gorge, de la douleur à la déglutition.

Tous ces phénomènes cessent à la fin du traitement.

Les mouvements ont disparu complètement dès la fin du traitement.

Pas d'albumine.

Obs. LXXIV, n° 1085. — Fillette de cinq ans. — Début de la chorée en octobre 1896.

On institue le traitement arsenical le 17 octobre 1896.

On constate de nombreux vomissements dès le début du traitement ; le 19 octobre, la malade est très agitée toute la nuit.

L'état de la chorée est stationnaire.

L'épreuve de la glycosurie alimentaire est positive.

Le 26 octobre, la petite malade est bouffie, on trouve de l'albumine dans ses urines.

Depuis le 26, elle a un peu de température, la bouffissure avait déjà commencé le 25. Le pouls est à 140, régulier.

Souffle systolique à la pointe.

Gosier légèrement rouge, sans gonflement, ni fausses membranes.

Le 27, la température a baissé, la voix est prise, la quantité d'urines en vingt-quatre heures n'est que de 100 centimètres cubes, elle est trouble ; douleurs à la miction.

Le dépôt urinaire renferme de nombreux globules blancs et cylindres granuleux sans épithélium.

On supprime la liqueur de Boudin en présence de cette néphrite médicamenteuse.

Le 28, la quantité d'urine est de 110 centimètres cubes. La température baiss e

La veille au soir, toux rauque accompagnée d'une légère oppression et d'agitation. La malade est toujours bouffie. Le matin, la voix est voilée, léger cornage, amygdales un peu grosses, sans rougeur ni dépôt bien accentués

Le 29, urines 500 centimètres cubes. Pas d'albumine.

Les mouvements choréiques ont disparu.

Le 2 novembre, albumine dans les urines ; glycosurie alimentaire le 5, pendant douze heures.

Nombre de globules = 3.906.000 correspondant à 2.216.306 globules sains.

Valeur globulaire = 0,57.

Le 3o novembre, la malade va bien, sauf qu'elle se plaint de douleurs dans les bras et les jambes. Elle quitte l'hôpital.

En résumé, pendant le traitement de cette malade on constate de l'*albuminurie*, une *diminution du nombre des globules* et une *néphrite*.

Récidive en février 1897. On institue de nouveau le traitement par la liqueur de Boudin le 9 février 1897. Dès le troisième jour du traitement, la malade vomit régulièrement sa potion. Depuis le 15 février, sa figure pâlit, elle est abattue, se sent malade.

Pas de température.

Nombre de globules : 6.200.000.

Valeur globulaire : 0,33.

Albuminurie dès le 20 février alors qu'on est redescendu à 10 grammes de liqueur de Boudin. La malade a l'air de souffrir beaucoup.

On supprime le traitement le 22 février. Dès ce moment la malade présente deux crises très courtes, commençant par une sensation de vive douleur à la gorge, se caractérisant par une raideur qui envahit les membres, en même temps que la tête s'étend, que les yeux se ferment convulsivement, que la figure se cyanose. Toutcela dure quelques secondes.

La malade est au plus mal pendant cette crise, elle ne perd pourtant pas connaissance. Toute la nuit elle est agitée.

Le 19, la température est montée au-dessus de 38 degrés, hier soir elle a atteint 40 degrés.

La malade a depuis deux ou trois jours autour de la bouche une éruption vésiculo-pustuleuse discrète d'éléments gros comme une tête d'épingle, qui, au niveau des narines se sont rompus, formant des exulcérations. Petites ulcérations au niveau du palais.

Pendant la visite, les crises prennent nettement le type

épileptique avec perte de connaissance, cyanose, écume aux lèvres, incontinence fécale ; leur durée qui était de quelques secondes va en augmentant jusqu'à quelques minutes : elle meurt à la troisième ou quatrième.

Albumine dans les urines.

En somme, ce second traitement par la liqueur de Boudin amène *une nouvelle poussée de néphrite avec urémie. — Convulsions mortelles.*

Obs. LXXV, n° 1330. — Fillette de quatorze ans. Troisième atteinte de chorée, récidive en avril 1897. La malade est traitée à partir du 2 juin 1897 par la liqueur de Boudin. On constate dès lors la présence d'une albuminurie massive, persistante, de nombreux vomissements, l'élimination du bleu de méthylène soixante-douze heures encore après l'injection.

Grosse amygdale, herpès labial, poussée fébrile.

Guérison, le 17 juillet 1897.

Obs. LXXVI, n° 1267. — Fillette de douze ans et demi. Début de la chorée en mars 1897. On institue le traitement par la liqueur de Boudin, le 7 avril 1897. On note depuis de nombreux vomissements, mais une amélioration assez rapide, puis la guérison. Pas d'albumine.

Récidive le 16 juin 1897. Pas de traitement.

Obs. LXXVII, n° 1269. — Fillette de dix ans. Début de la chorée en février 1897. On institue le traitement arsenical le 6 avril. Avec l'amélioration, on constate de nombreux vomissements avec efforts, ainsi qu'une éruption de papules rosées grosses comme une tête d'épingle, surmontées de vésicules, sur le tronc, en avant et en arrière.

Ni douleurs, ni démangeaisons.

Le 26 avril, amélioration. Pas d'albumine.

Obs. LXXVIII, n° 1208. — Fillette de onze ans et demi.

Début de la chorée en août 1896. On commence le traitement par la liqueur de Boudin, le 19 février 1897.

Les mouvements s'améliorent, mais apparaissent de suite de nombreux vomissements. La malade pâlit.

Le nombre des globules diminue.

L'épreuve de la glycosurie alimentaire est positive.

La malade sort guérie, le 20 mars 1897.

Pas d'albumine.

Obs. LXXIX, n° 1237. — Fillette de neuf ans. Deux atteintes antérieures de chorée en 1894 et 1895. La chorée actuelle a débuté en mars 1897. On institue le traitement par la liqueur de Boudin, le 3 mars 1897.

On constate de nombreux vomissements du 8 au 15 mars. A la fin du traitement, le malade a beaucoup pâli, mais les mouvements choréiques ont disparu.

Pas d'albumine.

Obs. LXXX, n° 1229. — Fillette de douze ans et demi. Première atteinte de chorée en juin 1896, d'une durée d'un mois.

Récidive le 24 février 1897. On institue alors le traitement arsenical. On note de nombreux vomissements accompagnés de nausées.

Guérison complète à la fin du traitement.

Diminution du nombre des globules sanguins :

Avant le traitement :

Nombre des globules : 4.900.000.

Valeur globulaire : 0,78.

Après le traitement :

Nombre des globules : 3.627.000.

Valeur globulaire : 0,80.

Pas d'albumine.

Obs LXXXI, n° 1161. — Fillette de dix ans et demi. La chorée a débuté en juillet 1896.

Elle a été peu manifeste jusqu'au 1er janvier 1897.

La malade est traitée dans le service par la liqueur de Boudin, à partir du 27 janvier 1897.

La malade présente de nombreux vomissements dès le cinquième jour du traitement. Ses yeux sont larmoyants, elle a mal à l'estomac : douleurs passagères se reproduisant chaque fois qu'elle prend la potion.

L'amélioration de la chorée est manifeste.

A la fin du traitement, la gastralgie et les vomissements disparaissent.

> Valeur globulaire avant le traitement : 0,69.
> Nombre de globules avant le traitement : 5.955.000.
> Valeur globulaire après traitement : 0,85.
> Nombre globulaire après traitement : 3.906.000.

La malade sort guérie le 25 février 1897.

Pas d'albumine.

OBSERVATIONS

de malades traités uniquement par l'arrhénal (6 cas).

Obs. LXXXII, n° 4419. — Fillette de neuf ans. Début de la chorée en 1900. Traitement suivi d'amélioration rapide.

Trois récidives depuis : La troisième récidive date de mars 1902.

Le 29 mai 1902, on institue le traitement par l'arrhénal en commençant par **3** centigrammes avec progression de 1 centigramme tous les deux jours jusqu'à 10 centigrammes ; puis diminution de 1 centigramme chaque jour, jusqu'à 0.

On constate une amélioration rapide.

La malade sort guérie le 15 juillet 1902.

Pas d'albumine.

Obs. LXXXIII, n° 4427. — Fillette de douze ans. Début de la chorée en août 1902.

Le 3o septembre 1902, on institue le traitement par l'arrhénal : 5 centigrammes, avec augmentation de 1 centigramme tous les deux jours jusqu'à concurrence de 10 centigrammes, puis diminution progressivement descendante.

La malade sort guérie le 19 novembre 1902.

Pas d'albumine.

Obs. LXXXIV, n° 4255. — Fillette de onze ans et demi. Début de la chorée en septembre 1901.

On institue le traitement par l'arrhénal le 3o juin 1902.

Le traitement est supprimé dès le 20 juillet, l'amélioration ayant été rapide.

Les mouvements sont le 6 août très modérés.

Guérison.

Pas d'albumine.

Obs. LXXXV, n° 4466. — Fillette de neuf ans. La chorée débute fin septembre 1902.

Traitée dès le 20 octobre par l'arrhénal, la malade sort complètement guérie le 17 novembre 1902.

Pas d'albumine.

Obs. LXXXVI, n° 4488. — Fillette de sept ans et demi. Début de la chorée en Juin 1902.

Traitée à partir du 12 juillet 1902, par l'arrhénal, à la dose de 3 centigrammes, avec progression de 1 centigramme, chaque jour jusqu'à 10 centigrammes ; puis diminution progressive de 1 centigramme par jour jusqu'à o.

On supprime l'arrhénal le 1er août.

La chorée s'est améliorée au bout de huit jours ; elle est complètement guérie au bout de quinze jours.

Pas d'albumine.

Obs. LXXXVII, n° 4386. — Fillette de treize ans. Début de la chorée le 18 mai 1902.

Traitée dès le 22 mai, par l'arrhénal, à la dose de 5 centigrammes, avec progression de 1 centigramme, du 22 au 28 mai, où l'on en est à 10 centigrammes. Puis, suppression brusque.

L'arrhénal a amélioré la chorée dès le deuxième jour, les mouvements ont cessé complètement le troisième jour.

Pas d'albumine.

OBSERVATIONS

de malades ayant subi des traitements spéciaux: trional, cryogénine, cacodylate de soude.

Obs. LXXXVIII, n° 1434. — Fillette de neuf ans et demi. Début de la chorée en janvier 1897.

Traitée dans le service dès le 29 avril 1897, par le *trional* à la dose de 50 centigrammes (deux prises de 50 centigrammes par jour : une le matin, une le soir).

Amélioration rapide. Le 24 mai, la malade sort complètement guérie.

Pas d'albumine.

Obs. LXXXIX, n° 5323. — Fillette de treize ans et demi. Début de la chorée le 12 juillet 1903. A partir du 27, la malade prend chaque jour 50 centigrammes de *cryogénine*.

Elle prend une température un peu basse, elle a des étourdissements et est assez agitée.

La température prise deux ou trois heures après l'administration du remède tombe à deux ou trois divisions au-dessous de 37.

Guérie le 25 août 1903.

Pas d'albumine.

Obs. XC, n° 3055. — Fillette de quatorze ans. Début de la chorée le 1er janvier 1901.

Traitée à partir du 19 mars 1901 par le *cacodylate de soude* à la dose de 2 centigrammes par jour.

Le 25 mars, il n'y a pas beaucoup d'amélioration ; on donne alors 4 centigrammes de cacodylate.

Le 1er avril, la malade sort complètement guérie.

Pas d'albumine.

OBSERVATIONS

de malades ayant subi plusieurs médications successives.

Obs. XCI, n° 1001. — Fillette de huit ans. Début de la chorée le 10 juin 1896.

Du 25 au 29 juin, on donne chaque jour 3 grammes d'antipyrine. Amélioration.

On donne alors X gouttes de liqueur de Fowler chaque jour.

On constate, le 3 juillet, au niveau des extrémités, une éruption de macules un peu saillantes (l'antipyrine est supprimée depuis cinq jours). Le 6 juillet, l'éruption disparaît en vingt-quatre heures. Le 16 juillet, légère amélioration, moindre qu'elle ne l'avait été par l'antipyrine.

Le 1er août, la chorée a à peu près disparu, la disparition a été lente et progressive, ne procédant pas par étapes brusques comme l'antipyrine.

Pas d'albumine.

Récidive en mai 1897. Dès le 9 juin, on institue le traitement par la liqueur de Boudin. On ne constate aucun vomissement.

La malade a un peu pâli, les mouvements ont diminué progressivement.

Nouvelle récidive le 20 novembre 1897. On donne de l'antipyrine : 4 grammes par jour. Amélioration le 30 décembre 1897. La malade quitte l'hôpital.

Les mouvements persistent alors en présentant de temps à autre quelques rémissions légères.

La malade rentre à l'hôpital le 11 octobre 1901, on lui donne chaque jour 4 grammes d'antipyrine.

On constate, le 20 décembre, une amélioration brusque. Le 26 décembre, les mouvements ont complètement cessé.

Pas d'albumine.

Obs. XCII, n° 4224. — Fillette de six ans et demi. La chorée qui a débuté en 1899, a duré trois mois, sans traitement. Récidive le 14 juillet 1900, on institue le traitement par le beurre arsenical dès le 19. On constate, le 20 août, que l'enfant a pris la série de beurre arsenical sans aucun résultat. La chorée a augmenté, on était obligé d'attacher l'enfant. On donne alors 3 grammes d'antipyrine par jour. Le quatrième jour du traitement : amélioration. La malade sort incomplètement guérie.

Deuxième séjour pour chorée du 13 juin au 2 octobre 1901. Pas de traitement médicamenteux.

Troisième séjour à partir du 28 juillet 1902. On traite la malade par le beurre arsenical et par les douches. La malade est améliorée peu à peu, elle quitte le service le 8 octobre 1902.

Quatrième séjour du 19 mars au 26 mai 1903. On institue le traitement par le beurre arsenical. On ne constate qu'une médiocre amélioration, on donne une deuxième série de beurre arsenical.

La malade sort guérie le 26 mai.

Cinquième séjour du 20 janvier au 30 mars 1904.

On donne deux séries de beurre arsenical.

Amélioration médiocre.

Pas d'albumine.

Obs. XCIII, n° 3589. — Fillette de treize ans. Début de la chorée en juillet 1901.

La malade est traitée à partir du 12 août par l'antipyrine

le bromure, le protoxalate de fer, la liqueur de Fowler (VI gouttes) et les douches.

Amélioration à la suite du traitement.

Guérison complète le 18 septembre 1901.

Pas d'albumine.

Obs. XCIV, n° 945. — Fillette de douze ans. La chorée débute le 26 mai 1896.

On donne à partir du 29 mai une potion avec antipyrine et arséniate de soude. Drap mouillé le soir.

L'amélioration est rapide, la malade sort guérie le 8 juin.

Récidive le 10 janvier 1898. Dès le 8 février, on donne chaque jour à la malade 4 grammes d'antipyrine.

Le 22 mars, on constate une amélioration notable, et le 25 avril, la malade sort guérie.

Obs. XCV, n° 223. — Fillette de huit ans et demi. — La chorée débute le 8 décembre 1894. — On donne de l'antipyrine à la malade.

Diminution des mouvements après huit jours de traitement.

Récidive le 10 décembre 1895. On donne à la malade 4 grammes d'antipyrine avec 1 gramme de chloral. Le 31 décembre on n'a pas encore constaté d'amélioration sensible.

Le 5 janvier 1896, on note des vomissements répétés pendant vingt-quatre heures. On supprime l'antipyrine.

Le 15 janvier les mouvements ont à peu près cessé.

Nouvelle récidive le 1er septembre 1896. On donne de l'antipyrine, les mouvements cessent au bout de quelques jours. Nouvelle récidive le 6 octobre 1896. On traite par la liqueur de Boudin, en commençant par 10 grammes. On constate, pendant la durée du traitement, de la gastralgie, des régurgitations après la prise de la potion ; la malade pâlit beaucoup ; quelques vomissements au début allant en augmentant chaque jour ; la malade est languissante et l'on supprime la potion.

On recommence, trois jours après, le traitement par la liqueur de Boudin. Echec complet et nouveaux vomissements.

La malade est emmenée par ses parents.

Sixième séjour le 24 janvier 1899. La malade était sortie de l'hôpital depuis deux ans et demi ; elle aurait vomi dès lors tous les jours sans exception, puis tous les deux ou trois jours. Actuellement, elle ne vomit plus que toutes les semaines. Les vomissements sont précédés de douleurs gastralgiques qui cessent après le vomissement.

De plus, depuis deux ans, elle a présenté une diarrhée persistante, quatre ou cinq heures après les repas.

Outre sa chorée qui n'est pas du tout améliorée, la malade se plaint de céphalée matutinale, de faiblesse générale et d'anorexie.

La malade n'est pas traitée pour sa chorée. Elle quitte l'hôpital le 19 février 1899 après un séjour de vingt-cinq jours. Le 3 août 1899, la malade entre pour la septième fois à l'hôpital parce que son état général est mauvais.

Elle a toujours de fréquents vomissements et des mouvements choréiques. On traite la malade par l'antipyrine 4 grammes par jour. Le 5 août, amélioration ; plus de vomissements, plus de diarrhée ; la malade sort guérie le 6 août.

Huitième séjour, le 7 août 1899, pour mouvements choréiques. On donne de nouveau de l'antipyrine, la malade sort guérie le 20 août 1899.

Neuvième séjour le 26 octobre pour mouvements choréiques, diarrhée et vomissements. On donne 4 grammes d'antipyrine pendant douze jours. Pas d'améliorations. On supprime l'antipyrine, amélioration rapide. Pas d'albumine.

Obs. XCVI, n° 1081. — Fillette de dix ans. Début de la chorée en octobre 1896. On institue le 7 novembre le traitement par la liqueur de Boudin. Au bout de quatre jours, la malade vomit et pâlit, les mouvements sont moins continus.

Les vomissements sont observés ensuite jusqu'à ce qu'on ait suspendu le traitement. On constate de la glycosurie alimentaire, mais après la cessation du traitement, il n'y a plus de vomissements, la malade est plus gaie, elle a meilleur appétit.

On donne de nouveau de la liqueur de Boudin ; le 29 novembre, la malade sort guérie.

Récidive en août 1899. On institue le traitement par le beurre arsénical, puis par la liqueur de Boudin. La malade sort guérie le 24 février 1900.

Obs. CXVII, n° 3313. — Fillette de neuf ans. La chorée a débuté à six ans, elle a duré trois mois. Depuis, la chorée revient toutes les années au printemps. On institue dès le 25 novembre 1898, le traitement par l'antipyrine 4 grammes.

On constate un vomissement le 26 novembre.

Le 16 décembre les mouvements choréiques ont disparu.

Récidive en juillet 1900. On traite alors la malade par le beurre arsenical. La malade sort guérie le 22 août.

Nouvelle récidive en février 1903, la malade entre à l'hôpital le 16 avril 1903. La malade sort guérie le 31 mai. On constate les 18 et 21 mai de l'albumine dans les urines.

Obs. XCVIII, n° 1028. — Fillette de quatorze ans. Première attaque de chorée en 1893 ; après un mois d'hôpital : guérison.

Récidive en août 1896. — La malade est traitée par le bromure de potassium à la dose de 2 gr. 50 par jour.

La chorée est améliorée en huit jours, le 8 septembre la malade sort guérie.

Nouvelle récidive en février 1897. On traite la malade par la liqueur de Boudin.

On constate de nombreux vomissements qui cessent à la fin du traitement.

La chorée est guérie rapidement, mais la malade a beaucoup pâli. Le 22 mars, la pâleur s'accentue, la malade a l'air très déprimée, elle a mal au cœur, et fait encore des efforts pour vomir.

Obs XCVIX, n° 1202. — Fillette de douze ans. — Début de là chorée en janvier 1897. Le 18 on institue le traitement par la liqueur de Boudin. La malade présente, pendant le traitement, de nombreux vomissements, puis à chaque cuillerée de sa potion, elle vomit. *Quand on lui donne du lait sans liqueur de Boudin, elle ne vomit pas.*

Les mouvements choréiques ont disparu le 27.

Le 28, on note encore deux vomissements.

L'épreuve de la glycosurie alimentaire est positive.

La malade quitte l'hôpital le 24 février 1897.

Récidive en mai 1898. Dès le 17 mai, repos au lit, diète lactée qu'on supprime dès le 29. L'amélioration se fait bien. Le 9 juin, on donne de l'antipyrine 4 grammes ; après trois ou quatre jours de ce traitement, l'amélioration a commencé et les mouvements ont disparu au bout de huit jours.

Obs. C, n° 4275. — Fillette de neuf ans. Début de la chorée le 15 janvier 1902.

Le 4 février, on institue le traitement par le beurre arsenical avec progression de 5 milligrammes tous les deux jours, jusqu'à 3 centigrammes, puis diminution progressive.

La durée totale du traitement est de onze jours.

L'amélioration ne s'est produite qu'après le traitement, elle est très légère.

On donne le 13 mars une nouvelle série de beurre arsenical avec progression de 5 milligrammes tous les deux jours.

Le 28 mars, on constate une élévation de température

avec douleur pharyngienne. Pas de gonflement des amygdales. Rougeur sur les piliers antérieurs, distribuée en petites macules qui entourent des vésicules punctiformes.

Pas d'adénopathie.

La malade, le 4 avril, est à la fin de son traitement arsenical. Depuis deux jours la malade refuse de le prendre parce qu'il lui fait mal. Les mouvements ont augmenté depuis le 28, en même temps que la température s'est élevée.

Le 7 avril, les mouvements choréiques sont plus violents et plus intenses que jamais.

Le 16 avril, les mouvements sont toujours de plus en plus intenses. On donne de nouveau du beurre arsenical avec progression tous les deux jours.

Le 17, la malade refuse de prendre son remède. On donne alors de l'arrhénal, 5 centigrammes sans progression.

Le 23 avril, amélioration, on cesse le traitement par l'arrhénal.

On constate le 6 mai que les mouvements, quoique moins forts, ont persisté néanmoins. On donne de nouveau de l'arrhénal, 5 centigrammes sans progression.

Les mouvements se sont beaucoup améliorés au bout de quatre à cinq jours ; il ne reste que de la petite chorée.

On supprime l'arrhénal. Les mouvements ont cessé depuis le 1er juin, le 15 juin, guérison complète.

Récidive en décembre 1902.

Pas d'alhumine.

OBS. CI, n° 1014. — Fillette de dix ans. Début de la chorée en juillet 1896.

On institue le 21 juillet le traitement par la liqueur de Boudin. Pendant le traitement, on note de nombreux vomissements, de l'insomnie, des cauchemars.

On note de plus le 5 août, outre les vomissements, de la stomatite et une angine spéciale. La langue est desquamée avec hypertrophie papillaire.

Devant les phénomènes d'intoxication arsenicale, vomissements, diarrhée, stomatite, on supprime la liqueur de Boudin le 9 août. Le 18, les phénomènes arsenicaux sont amendés, la chorée est améliorée depuis trois à quatre jours.

Pas d'albumine.

Le 19 août la malade est envoyée à l'asile de Bron dans le service de M. Perret. On lui donne chaque jour VI gouttes de liqueur de Fowler et on augmente progressivement jusqu'à XI gouttes. On constate qu'insensiblement il se produit une amélioration.

On supprime l'arsenic le 15 septembre.

Le 15 février 1897, à la suite du traitement par la liqueur de Fowler, on a une paralysie des extenseurs du pied.

La paralysie a mis trois semaines à atteindre son développement maximum.

Le 8 mars la chorée réapparaît. On traite la malade par la liqueur de Boudin. Dès le dixième jour du traitement, la chorée s'est améliorée, lentement et progressivement. La paralysie persiste encore.

Guérison de la chorée.

Le 29 juin 1897, malgré le traitement par la liqueur de Boudin à hautes doses, la paralysie ne s'est pas aggravée, elle a continué à s'améliorer.

Pas d'albumine.

Obs. CII, n° 806. — Fillette de cinq ans. Début de la chorée en janvier 1896. On institue le 21 janvier, le traitement par l'antipyrine à la dose de 3 grammes par jour. Au bout de huit jours, amélioration très marquée ; la malade sort guérie le 2 février 1896.

Récidive en avril 1899. On donne à la malade une solution de vanadate de soude à 1/5000, 1 milligramme le 6, 2 milligrammes le 8, 3 milligrammes le 10.

Le 10 avril, on constate que les mouvements sont bien

plus accentués qu'à l'entrée ; le 18 avril, pas d'amélioration.

Le 27, légère amélioration. On donne alors à la malade
4 milligrammes de vanadate de soude ; elle en prend 5 milligrammes le 2 mai, 6 milligrammes le 4 ; le 9 mai, ne
voyant aucune amélioration on supprime le vanadate.

On donne du beurre arsenical avec progression de
5 milligrammes tous les deux jours jusqu'à concurrence de
30 centigrammes, puis diminution progressive.

La malade va beaucoup mieux à la fin du traitement.

Le 15 juin, les mouvements ont diminué peu à peu.

La malade sort guérie.

Pas d'albumine.

Obs. CIII, n° 1362. — Fillette de neuf ans. Début de la
chorée en mai 1897.

On traite la malade par la liqueur de Boudin, à partir du
23 juin. Les mouvements sont rapidement améliorés, mais
on constate une diminution notable du nombre des globules rouges. La formule était la suivante le 25 juin.

Nombre des globules : 4.464.000.
Valeur globulaire : 0,627.

Le 10 juillet, on trouve la formule ainsi modifiée :

Nombre des globules : 2.821.000.
Valeur globulaire : 0,98.

On constate de plus le 30 juin de l'albumine dans les
urines.

Récidive de la chorée en août 1897.

La malade sort le 15 juillet. On traite la malade par
l'antipyrine à la dose de 3 grammes par jour. Les mouvements disparaissent au bout de dix-huit jours. La malade
sort le 29 septembre, complètement guérie.

Pas d'albumine.

Obs. CIV, n° 1144. — Fillette de douze ans et demi. La

chorée a débuté à cinq ans. La malade a eu depuis cinq atteintes d'une durée de quatre mois chacune.

La malade entre dans le service le 12 novembre 1896. On institue le traitement par la liqueur de Boudin. La malade a chaque jour quatre vomissements dès le début du traitement. Les mouvements s'améliorent rapidement. La malade sort guérie le 3 décembre 1896.

Récidive en mars 1897. La malade prend chaque jour 4 grammes d'antipyrine, à partir du 10 mars.

Du 20 au 25 on suspend l'antipyrine ; on continue le traitement le 25. On constate une légère amélioration et le 13 avril, la malade sort guérie.

Nouvelle récidive le 9 juin 1899. On guérit rapidement la malade par l'antipyrine à la dose de 3 grammes par jour, et par les douches.

Pas d'albumine.

Obs. CV, n° 1049. — Fillette de dix ans et demi. Début de la chorée en juin 1896. On institue le traitement par la liqueur de Boudin le 10 juillet 1896. La malade a de nombreux vomissements dès le début du traitement. Les vomissements ont surtout lieu le matin. On supprime la potion le 13.

Dès que la potion est supprimée, les vomissements cessent. La chorée est stationnaire, il s'est développé de la *gastralgie et une parésie du bras gauche.*

Le 21 juillet, la chorée paraît s'aggraver, la fillette n'a pas dormi la veille. Elle a des douleurs à l'épigastre, surtout à jeun.

Le 27 juillet, malgré la suppression de la liqueur de Boudin dès le 13, les douleurs épigastriques ont persisté. Ces douleurs sont continues, parfois assez violentes pour arracher des cris à la malade. La chorée est stationnaire. On donne alors le traitement antipyrinique (2 grammes d'antipyrine par jour.)

Le 3 août, les mouvements ayant beaucoup diminué,

on supprime l'antipyrine. Le 17 août, il n'y a plus trace de douleurs épigastriques, la chorée n'est plus appréciable, mais la parésie du bras gauche persiste.

La chorée a totalement disparu le 3 septembre et la parésie du bras gauche a diminué. Plus trace de douleurs épigastriques.

Le malade sort guérie, le 1er octobre 1896.

Pas d'albumine.

Récidive de la chorée en février 1897. On institue dès le 8 février le traitement par la liqueur de Boudin. La malade vomit tous les jours dès le 10, elle vomit à peu près toute sa potion. Mais l'amélioration débute dès les premiers jours du traitement.

Vers la fin du traitement, les vomissements cessent et la chorée a à peu près disparu.

Le 4 mars, la malade présente encore quelques mouvements. Le nombre des globules rouges a diminué dans les proportions suivantes :

Le 8 février 1897.

    Nombre de globules : 4.588.000.

    Valeur globulaire : 0,61.

Le 5 mars 1897.

    Nombre de globules : 3.877.000.

    Valeur globulaire : 0,90.

Pas d'albumine.

Nouvelle récidive en mai 1897. On traite la malade par le trional, 50 centigrammes par jour.

La malade sort guérie au bout de seize jours de traitement.

Obs. CVI, n° 432. — Fillette de sept ans. Début de la chorée en janvier 1895. On traite la malade par l'antipyrine, 3 grammes par jour, à partir du 30 janvier 1895. Le 7 février on constate une légère amélioration des mouvements choréiques, la malade vomit une grande partie de sa potion. Le 10 février, les mouvements ont presque disparu.

Pas d'albumine.

Récidive en mars 1895. La malade reste dix jours à l'hôpital, sans autre traitement que le repos.

Nouvelle récidive en janvier 1897. On traite l'enfant par la liqueur de Boudin. La malade présente de très nombreux vomissements durant tout le cours de son traitement.

Les mouvements s'améliorent dès le onzième jour. En quinze jours, les mouvements ont totalement disparu.

Pas de glycosurie alimentaire, mais diminution du nombre des globules rouges :

Avant le traitement.

> Nombre de globules : 5.362.000.
> Valeur globulaire : 0,52.

Après le traitement :

> Nombre de globules : 4.278.000.
> Valeur globulaire : 0,55.

Obs. CVII, n° 1051. — Fillette de quatorze ans. La chorée a débuté il y a deux ans.

Dès le 22 mai 1896, on institue le traitement suivant :

> Protoxalate de fer : 0.30.
> Granules de dioscoride.
> Chloral 2 grammes.

Le 12 juin, on supprime le chloral, la malade se plaignant de ne pouvoir le supporter parce qu'il lui cause de la gastralgie.

Le 20 juin, la malade présente depuis quinze jours de l'acné au front. On supprime l'arsenic et le fer, la chorée ne s'étant pas modifiée sous l'influence du traitement. On donne alors 3 grammes d'antipyrine par jour.

La malade est améliorée huit jours après le début de l'administration de l'antipyrine; en quinze jours, elle est complètement guérie.

Récidive en mars 1897. On guérit la malade par le bromure et l'antipyrine.

Pas d'albumine.

Obs. CVIII, n° 1364. — Fillette de neuf ans et demi. Début de la chorée en avril 1897. Elle est alors traitée par le bromure de potassium qui ne produit pas grand effet.

La malade entre dans le service le 30 août. On lui fait prendre chaque jour, dès le 4 septembre, 2 gr. 50 d'antipyrine. On constate une légère amélioration au bout de quatre jours. La malade est guérie le 20 septembre.

Récidive en mars 1898.

Obs. CIX, n° 3409. — Fillette de neuf ans. Début de la chorée en 1898, durée de six mois, traitée par l'antipyrine; récidive de la chorée en mai 1899. On traite la malade du 12 au 30 juin, par le beurre arsenical. On constate une amélioration notable dès la fin du traitement. La malade sort guérie le 8 juillet.

Récidive en août 1900. On traite la malade, du 6 au 13 septembre, par le beurre arsenical. Le traitement est bien toléré, pas de troubles digestifs. Les mouvements ont diminué en faible proportion. Dès le 20 septembre, on fait tous les jours à la malade une injection hypodermique de 2 centigrammes de cacodylate de soude. Le cacodylate de soude ne donne pas de meilleur résultat.

Le 6 octobre, au lieu de 2 centigrammes, on donne 4 centigrammes de cacodylate.

Au bout d'une semaine de ce traitement, on note une amélioration assez nette. Le 22 novembre, on supprime le cacodylate, car l'enfant se plaint de maux de tête. Elle avait eu, au début, des nausées. La température était montée à 39°6. On constate des vésicules d'herpès sur les lèvres et les amygdales qui sont rouges. Le 26 décembre, on donne de nouveau du cacodylate, 2 centigrammes. La malade sort guérie peu de temps après.

Obs. CX, n° 3741. — Fillette de huit ans. Début de la chorée en janvier 1901. On traite la malade par le cacodylate de soude, les 5, 6 et 7 février; elle prend 2 centigrammes de cacodylate. Dès le deuxième jour de traitement, on constate une poussée thermique, à grandes oscillations. Les amygdales sont grosses et rouges.

Pendant quatorze jours, l'enfant continue à prendre 2 centigrammes de cacodylate.

Les 24, 27, 28 février et les 1, 2, 3, 4 mars, elle en prend 6 centigrammes. Le 14 mars, les mouvements ont presque disparu. Dès cette époque, les mouvements n'ont jamais complètement disparu et, actuellement, 14 avril 1903, ils sont assez marqués. La malade présente, en outre, une paralysie surtout accusée au bras gauche. On traite alors la malade par le beurre arsenical, elle sort guérie le 9 juin 1903.

Obs. CXI, n° 5421. — Fillette de dix ans et demi. Début de la chorée en 1902. Le 27 février 1903; on institue le traitement par le beurre arsenical. On cesse le traitement le 13 mars. On constate, le 19 mars, que les mouvements ont augmenté. On donne alors : antiypyrine, 3 grammes. Protoxalate de fer : 20 centigrammes.

Le 13 avril, la température monte à 39°9, la malade ne souffre de nulle part, elle a une langue de typhique et présente une rougeur diffuse de l'isthme du gosier. Le 20 avril, à la face antéro-externe des deux jambes, on constate de chaque côté cinq ou six papules, larges comme une pièce de 50 centimes, un peu saillantes, rouge sombre, entourées d'aréoles plus claires, non douloureuses, épargnant le côté de la flexion. Il y en a deux à la face interne de la main droite, les papules ont paru hier, elles commencent à pâlir.

D'autre part, on avait remarqué depuis le 15 avril, sur les bras et les joues, des éléments papuleux, moins isolés, en relief léger. Le 21 avril, l'éruption cutanée s'efface lentement.

Le 27 avril, les mouvements ont presque disparu.

Le 30, nouvelle poussée de papules érythémateuses.

Les mouvements choréiques reviennent depuis le 20 juin; la malade sort le 24.

La malade rentre dans le service le 12 janvier 1904. On la traite par le beurre arsenical qui amène une amélioration.

Le 20 février, on donne une deuxième série de beurre arsenical,

La guérison est complète au bout de quinze jours.

Pas d'albumine.

Obs. CXII, n° 1887. — Fillette de treize ans et demi. Début de la chorée à six ans.

On traite la malade, dès le 27 mars 1898, par l'antipyrine, 5 grammes par jour. Aucune amélioration le 19 avril.

On remplace l'antipyrine par la liqueur de Boudin, le 23 avril. On note de nombreux vomissements, mais une guérison rapide.

Récidive en avril 1899. On traite par le vanadate de soude, à la dose de 2 milligrammes le 16 avril, de 3 milligrammes à partir du 18, de 4 milligrammes à partir du 27. Pas de résultat. On augmente la dose de vanadate, jusqu'à 6 milligrammes.

La chorée est toujours stationnaire. On traite alors la malade par le beurre arsenical, dès le 5 mai; elle sort guérie le 1er juin.

Obs. CXIII, n° 4490. — Fillette de douze ans. Début de la chorée en août 1902. Le 20, on institue le traitement par l'antipyrine 2 gr. 50 par jour. Pas de résultat le 27 : on donne à la malade du beurre arsenical. La malade sort complètement guérie le 10 novembre 1902.

Pas d'albumine.

Obs. CXIV, n° 4889. — Fillette de dix ans. Le début de la chorée remonte à cinq ans. Récidive fin septembre 1902. La malade est traitée le 4 octobre par l'arrhénal à la dose de 3 centigrammes, avec progression de 1 centigramme tous les deux jours jusqu'à concurrence de 0 gr. 10, puis progression décroissante.

On constate le 3o octobre que l'arrhénal n'a amené qu'une légère amélioration, on essaie alors le beurre arsenical.

La malade sort guérie le 8 janvier 1903.

Pas d'albumine.

Obs. CXV, n° 3298. — Fillette de douze ans. Début de la chorée en juillet 1899. La malade entre le 4 octobre 1899. Elle a pris 1 gr. 5o d'antipyrine par jour depuis le 1er août jusqu'au 1er septembre, ainsi que VIII gouttes de teinture d'iode à l'intérieur, tout cela sans résultat notable.

Le 6 octobre, on institue le traitement par le beurre arsenical. Le 17 novembre, la malade sort guérie.

Pas d'albumine.

Obs. CXVI, n° 5168. — Fillette de six ans. Début de la chorée en février 1903. On traite la malade par l'antipyrine 1 gr. 5o par jour. Les mouvements, malgré le traitement persistent très longtemps.

Le 6 mai on constate un léger disque d'albumine dans les urines.

La malade sort améliorée.

Récidive le 3o novembre 1903. On donne par jour 2 grammes d'antipyrine. On ne constate aucune amélioration. Le 12 décembre on institue le traitement par le beurre arsenical. Au bout de huit jours, amélioration sensible ; guérison complète au bout de quinze jours.

Récidive en avril 1904. On institue le traitement par le beurre arsenical à partir du 18 mai.

Le 2 juin on supprime l'arsenic.

Le 22 juin la malade sort guérie.

Pas d'albumine.

Obs. CXVII, n° 1451. — Fillette de sept ans et demi. Chorée ayant débuté en octobre 1897. Traitée à partir du

20 octobre 1897 par l'antipyrine à la dose de 3 grammes par jour.

Amélioration le 2 novembre, guérison le 10.

Récidive le 26 juin 1898. Traitée de nouveau par l'antipyrine : 4 grammes par jour; guérison au bout de vingt et un jours de traitement.

Nouvelle récidive le 8 novembre 1898. Pas de traitement, la malade sort guérie le 14.

Troisième récidive le 28 décembre 1898. On traite cette fois la malade par le beurre arsenical. Le 19 janvier 1899, la malade ne s'étant jamais plaint d'aucun symptôme d'intolérance gastrique ni d'aucun malaise, on lui donne une deuxième série de beurre arsenical (à la dose de 3 centigrammes les 11, 13 et 15 puis en diminuant progressivement).

Le 22 janvier, les mouvements ont à peu près disparu du membre supérieur droit, amélioration très sensible.

Le 21 février, la motilité est très améliorée, les mouvements ont totalement disparu.

Quatrième récidive le 3 septembre 1900. On n'institue pas de traitement ; la chorée cesse brusquement à l'apparition d'une pneumonie. Pas d'albumine.

Obs. CXVIII, n° 4370. — Fillette de treize ans. Début de la chorée en septembre 1901. Traitée par l'antipyrine à la dose de 4 grammes par jour, dès le 25 octobre. On constate le 30 novembre une amélioration très nette; le 4 décembre, la malade sort guérie.

Récidive le 14 janvier 1902. On institue le traitement par le beurre arsenical o gr. oo5 avec progression de o gr. oo5 tous les jours jusqu'à concurrence de o gr. o30.

Le traitement est terminé le 30 janvier. On constate le 25 février que l'amélioration n'a pas eu lieu, pendant le traitement, comme avec progression de o gr. oo5 tous les deux jours, mais deux ou trois jours après le traitement.

Les mouvements choréiques sont très améliorés.

Récidive en mars 1902. La malade sort guérie, traitée par l'antipyrine à la dose de 3 grammes par jour.

Pas d'albumine.

Obs. CXIX, n° 5551. — Fillette de six ans. Début de la chorée le 16 octobre 1903.

On donne de l'antipyrine à partir du 17 novembre, 2 grammes par jour. Le 30 novembre, on constate que les secousses convulsives ont augmenté depuis l'administration de l'antipyrine. Agitation extrême. On supprime alors l'antipyrine qu'on remplace par le beurre arsenical.

On note que l'amélioration a été très sensible au bout de la deuxième semaine du traitement.

Pas d'albumine.

Obs. CXX, n° 1282. — Fillette de neuf ans. La chorée débute en avril 1897.

On institue le 24 avril le traitement par la liqueur de Boudin 5 grammes en augmentant de 5 grammes tous les jours jusqu'à 35 grammes puis, en diminuant de 5 grammes par jour jusqu'à 0.

On constate les 28 et 29 quatre vomissements immédiatement après la potion. Le 30 avril et le 1er mai : six vomissements; 2 et 3 mai : 5 vomissements, puis les vomissements diminuent et cessent dès la suppression du traitement.

Pas d'albumine.

Récidive le 16 avril 1898 ; dès le 23 on donne 3 grammes d'antipyrine.

Après dix jours de traitement par l'antipyrine, il y a grande amélioration.

Guérison complète en vingt jours.

Pas d'albumine.

Obs. CXXI, n° 1246. — Fillette de onze ans et demi. Début en mai 1895.

On traite par le bromure de potassium et la valériane, et on obtient une amélioration.

Récidive le 10 mars 1897. On constitue le traitement par la liqueur de Boudin. Amélioration au bout de six jours, mais nombreux vomissements et nausées durant tout le cours du traitement. La malade sort le 9 août guérie.

Pas d'albumine.

Obs. CXXII, n° 6131. — Fillette de douze ans. Début de la chorée le 28 juin 1904.

On institue le traitement par le beurre arsenical du 4 au 21 juillet. Le 26 juillet, on constate une amélioration notable. On donne ensuite de l'antipyrine.

La malade sort guérie, le 14 octobre 1904.

Pas d'albumine.

CHAPITRE II

RÉSULTATS THÉRAPEUTIQUES. — CRITIQUE DES DIVERSES MÉDICATIONS DE LA CHORÉE

Lorsqu'on passe en revue les multiples observations (uniquement de fillettes) que nous venons d'exposer et qu'on essaye de porter une appréciation sur la valeur de la médication employée, on est un instant arrêté par quelques difficultés ; les unes proviennent de ce que certaines malades ont quitté l'hôpital non guéries, et avant la fin de leur traitement ; les autres, de ce qu'elles ont présenté durant leur séjour dans le service, une affection autre que la chorée ; un certain nombre d'entre elles ont subi pendant leur maladie plusieurs traitements, soit successifs, soit alternatifs.

De là l'impossibilité de faire, pour chaque médicament, une statistique absolument rigoureuse, du moins pour quelques malades, la grande majorité de la médication employée étant unique et donnant des résultats très nets. Les résultats obtenus d'autre part par le même traitement varient évidemment avec la modalité de la chorée.

D'une manière générale, et sans tenir compte du mode de traitement, nous remarquons tout d'abord qu'au-dessous de onze à douze ans, la chorée est peu tenace, mais récidivante. Passé cet âge, elle est plus persistante et résiste déjà beaucoup plus aux agents thérapeutiques, mais elle ne récidive pas, ou ne récidive moins souvent tout au moins qu'au dessous de onze ans ; elle se transforme plutôt.

Pour chacune des médications employées, nous rechechons spécialement au bout de quel laps de temps la chorée est modifiée, et quand elle disparaît complètement. A ce point de vue, notre terrain d'étude comparative des diverses médications est excellent, car nous mentionnons de nombreux cas de chorée à attaques multiples et où l'on a institué plusieurs traitements successifs (32 observations).

On a prétendu que certains malades atteints de chorée guérissaient spontanément, sans traitement aucun, qu'il n'était pas nécessaire de s'inquiéter de leur état et qu'ils pouvaient très bien vaquer à leurs occupations habituelles. Cette affirmation est très discutable, et nous avons vu plusieurs cas de chorée, non traités, rester absolument stationnaires, et même s'aggraver. Il y a évidemment des exceptions, et il est fort possible que quelques malades, atteints très légèrement, aient guéri sans le secours d'aucun traitement, mais il nous semble préférable et plus prudent d'instituer pour toute atteinte de chorée, si légère soit-elle, un traitement rationnel, variable suivant chaque cas. Dans ce sens, nous diviserons les chorées, en formes *légères*, *moyennes* ou *graves*, à chacune de ces catégories correspondant un traitement propre.

Dans les *formes légères de la chorée de Sydenham*, il est généralement reconnu qu'une bonne hygiène thérapeutique suffit pour amener une assez prompte guérison. M. *Comby* préconise le repos au lit, le régime lacto-végétarien. Si ces moyens ne réussissent pas, il institue l'hydrothérapie, non pas sous forme de douches, mais sous forme du « drap mouillé » : « Tous les matins, à jeun, l'enfant séjourne une demi-heure, trois quart d'heure ou une heure dans un drap mouillé. Le drap est trempé dans l'eau froide, tordu et exprimé, étalé sur une couverture de laine et le tout est enroulé autour du corps de l'enfant, des pieds jusqu'au cou. A la première sensation de froid éprouvée par l'enfant, succède bientôt un sentiment de bien-être et de chaleur beaucoup plus durable. Si le cas est intense, on peut prescrire le drap mouillé deux ou trois fois par jour ; c'est un sédatif de premier ordre. » (Comby, Société médicale des hôpitaux, 1902.) Sur les 240 cas de chorée qu'il a eu l'occasion d'observer au cours de huit années, M. Comby en a traité 90 de cette manière et avec un succès presque toujours constant.

Dans le service de notre maître, M. le professeur Weill, nous avons lu les observations d'une trentaine de malades guéries de chorée légère, et n'ayant subi d'autre traitement qu'une bonne hygiène, le repos intellectuel et physique, sans toutefois rester constamment alitées, une alimentation abondante, du fer à l'intérieur. La plupart du temps, ces fillettes faisaient un séjour à Longchène, à la campagne, où elles guérissaient rapidement. Nous n'avons pas cru indispensable de rapporter dans cette étude les observations de cette catégorie de malades, jugeant plus utile d'insister longuement sur les formes les plus habituelles de la chorée de Sydenham ; nous voulons parler des formes moyennes et graves.

Les *formes moyennes de la Chorée de Sydenham* sont celles qui sont le plus fréquemment observées. Ce sont elles d'ailleurs qui constituent la majeure partie de nos observations.

Une hygiène thérapeuthique suivie ne suffit plus ici, et nombreux sont les genres de médications qu'on a institués dans ce cas :

On a essayé le *vanadate de soude*, à la dose de 2 à 6 milligrammes par jour, en débutant par 1 milligramme, avec progression quotidienne de 1 milligramme jusqu'à concurrence totale de 6 milligrammes. Le médicament semble donner peu de résultats ; deux fois nous le voyons employer avec un insuccès complet. (Obs. CII, n° 806 et obs. CXII, n° 1887).

Dans un cas nous voyons essayer *la cyogénine* (obs. LXXXIX, n° 5323), à la dose de 50 centigrammes par jour. Les résultats sont très douteux, le malade prend de l'hypothermie, des étourdissements.

La *médication arsenicale* est celle qui a le plus de succès ; elle fut conseillée par Aran, puis par Siredey, en 1875. On l'emploie sous les formes suivantes :

> Liqueur de Fowler ;
> Cacodylate de soude ;
> Arséniate de soude ;
> Arrhénal ;
> Liqueur de Boudin ;
> Beurre arsenical.

La *liqueur de Fowler* est actuellement peu employée, du moins en France, en raison de sa toxicité.

On l'administre à la dose de VIII à X gouttes par jour. Notre maître, Monsieur le Professeur Weill, l'a employée deux fois dans son service sans aucun résultat ; bien plus, cette médication a été suivie d'accidents assez sérieux : dans l'un des cas on constate *une éruption arsenicale* (Obs. XCI, n° 1001) ; dans l'autre *une paralysie des extenseurs du pied* qui persiste pendant plus de *5 mois*.

Meirowitz, dans « The-Post-Graduate, mars 1900 », rapporte un cas de chorée, traitée par la liqueur de Fowler, compliquée de *névrite arsenicale* ; la malade avait pris 114 grammes de liqueur Fowler en 7 semaines.

M. *Barker* (British médic. journ , 21 avril 1900) cite de même un cas d'empoisonnement par la liqueur de Fowler, chez une jeune fille qui n'avait pourtant pris ce médicament qu'à faible dose, et pendant une courte période : vomissements, diarrhée très abondante, œdème des paupières, abolition du reflexe rotulien, éruption sur tout le corps, tels étaient les symptômes que présentait cette malade.

La critique de la médication de la chorée par la liqueur de Fowler n'est plus à faire ; depuis plusieurs années on en a fait justice, et Lévy dans sa thèse de 1899 en a bien étudié les accidents : « En présence de pareils faits, dit-il, le praticien est désarmé, et il doit momentanément perdre de vue l'affection qu'il se propose de guérir, pour traiter les accidents dont il est inconsciemment l'auteur et pour en prévenir le retour. »

La liqueur de Fowler est donc à proscrire absolument du traitement de la chorée.

Le *cacodylate de soude* parait·avoir plus de succès que la liqueur de Fowler. Ce médicament se donne à la dose de 2 centigrammes à 4 centigrammes par jour, mais en injections hyperdermiques et non en ingestion, à cause des accidents qui surviennent dans ce dernier cas du côté du tube digestif. Benoist, dans sa thèse (Paris 99-1900) en a bien montré les inconvénients : « La voie stomacale, dit-il, est mauvaise, car beaucoup de malades, qui ont pris du cacodylate par cette voie ont eu des douleurs à l'épigastre et de la diarrhée ; de plus, ils sont continuellement poursuivis par une odeur d'ail désagréable et repoussante exhalée par l'haleine, les sueurs et les matières fécales. On a signalé de plus une albuminerie plus ou moins persistante après l'emploi prolongé du cacodylate par cette voie, c'est du reste ce que nous avons observé chez deux malades à qui nous avons fait prendre le médicament par la voie buccale, et, devant ces inconvénients, nous avons dû abandonner ce mode d'administration. Ces phénomènes d'intolérance s'expliqueraient par le fait que, rencontrant dans le tube digestif des agents réducteurs, microbiens ou autres, une partie de l'acide cocadylique ingéré par la bouche se transforme, ainsi qu'en témoigne l'odeur d'ail émise par le sujet, en oxyde de cacodyle, produit toxique et volatil qui, après avoir fatigué l'estomac et l'intestin, s'élimine par le poumon, par la peau, les muqueuses et les reins, exposant ceux-ci à des désordres locaux variables et plus ou moins tenaces et sérieux si l'élimination se prolonge. Tous ces inconvénients disparaissent par l'emploi des injections sous-cutanées qui est évidemment la méthode de choix. »

Le Dr Benoist rapporte un cas de chorée guéri en un mois par dix-huit injections de 5 centigrammes de cacodylate de soude. *Detcheff*, dans sa thèse (Lyon 1901), essaie de montrer la supériorité de ce médicament sur les autres préparations arsenicales. Il se base, pour cela, sur 29 observations dont 2 recueillies dans le service de M. le professeur Weill.

Ce sont MM. *Garand* et *Belbèze (Loire Médicale*, mars 1900) qui ont eu, les premiers, l'idée de traiter la chorée de Sydenham par le cacodylate de soude. M. le professeur agrégé *Lannois*, d'autre part, a institué ce traitement dans son service en septembre 1900 et il dit en avoir obtenu de très heureux résultats. Ce médicament, d'après lui, serait préférable à l'arséniate de soude, pour les raisons suivantes[1] : « L'acide cacodylique renferme 54 pour 100 d'arsenic métallique, alors que l'arséniate de soude n'en renferme que 24 pour 100, de sorte qu'avec une dose de 10 centigrammes, on en donne autant qu'avec 22 centigrammes d'arséniate de soude »; l'acide cacodylique serait plus actif.

M. le professeur Lannois rappelle l'innocuité complète de ce remède à des doses relativement élevées, ce qui a été suffisamment démontré par MM. Gautier, Renaut, Grasset et Mouisset. « Malgré cela, très peu de médecins semblent avoir usé de ce médicament contre la chorée. Au commencement de l'année 1900, MM. Garand et Belbèze ont rapporté trois cas de chorée chez des enfants guéris par des injections rectales de cacodylate de soude. Les malades âgés de huit, douze

[1] Lannois, *Lyon Médical*, p. 117, I.

et quatorze ans reçurent deux séries d'injection de quinze jours de durée, avec un repos intercalaire de cinq jours. En tout 75 centigrammes de médicament pour un mois de traitement. Les enfants guérirent vite et complètement ».

M. le professeur agrégé Lannois guérit par le cacody-late de soude en injections sous-cutanées, trois malades ; les deux premiers âgés de quinze ans, l'autre de seize ans, chez qui le bromure et la liqueur de Fowler n'avaient donné aucun résultat. Il signale un autre cas de chorée grave chez une malade âgée de vingt ans qu'il traite par le chloral d'abord, puis qu'il guérit par le cacodylate de soude. « J'ai l'impression très nette, dit-il, que j'ai amélioré et guéri mes malades par un traitement qui paraît rationnel d'après mes connaissances thérapeutiques sur ce sujet : le cacodylate de soude, soit par la bouche, soit en injections sous-cutanées, me paraît donc mériter d'être essayé sur un plus grand nombre de sujets, pour payer de sa valeur thérapeutique dans la chorée de Sydenham ».

D'après M. Gautier, « les avantages de la médication cacodylique consistent dans la possibilité de faire absorber sans dangers aux malades, des doses colossales d'arsenic ». Le seul inconvénient de cette médication, d'après Detcheff, serait, dans certain cas, de rester comme toutes les autres médications, inefficace.

Ce dernier signale pourtant dans sa thèse, des cas d'éruptions papulo-vésiculeuses, des plaques d'érythème, et, dans le service de M. le professeur Lannois, il observe trois cas d'intolérance.

Nous relevons d'autre part dans la thèse du Dr Habar (Paris 1901), que le cacodylate aurait peu d'action dans le traitement de la chorée ; chez deux malades traités les résultats sont très douteux, dans un cas même les mouvements ont semblé augmenter d'intensité.

Dans son service, M. le professeur Weill, a traité trois malades par cette médication. Dans un premier cas (Obs. CIX, n° 3409), l'amélioration débute quinze jours après le début du traitement. La malade se plaint alors de maux de tête, elle a des nausées, une température 39°,6 et elle présente une éruption médicamenteuse sur les lèvres et les amygdales ; on est obligé de suspendre momentanément le traitement. Finalement la malade n'est guérie qu'au bout de trois mois. Dans un deuxième cas, le cacodylate, à la dose de 4 centigrammes, amène une amélioration en quinze jours. Chez une troisième malade, (Obs. CX, n° 3741) le traitement par le cacodylate amène une amélioration assez lente et, de plus, avec poussée thermique à grandes oxillations et *éruptions* sur les amygdales. Une *paralysie du bras gauche* est encore signalée. On institue alors le *traitement par le beurre arsenical* et la malade guérit rapidement et de sa chorée et de sa paralysie.

Sur 3 cas, les résultats sont donc bien médiocres ; on note 1 résultat douteux et 2 échecs accompagnés d'accidents.

En résumé, voilà donc 7 cas de traitement cacodylique suivis d'échecs très nets ou accompagnés d'accidents, ce qui prouve bien que ce médicament est loin d'être, comme le prétend le Dr Garaud, « le médicament de la chorée de Sydenham. » Nous trouvons aussi le Dr Detcheff un peu affirmatif lorsqu'il déclare la tolérance parfaite de ce médicament. (Le nombre d'observations qu'il fournit est de 29.) Non pas que nous conseillions de repousser d'une façon absolue cette médication, qui, comme le dit d'ailleurs M. le professeur agrégé Lannois, mérite d'être essayée sur un plus grand nombre de malades ; nous ne la mettrions certainement pas au dernier plan, comme le fait Fabel dans sa thèse (Paris, 1901-1902), mais nous sommes bien loin de lui accorder la préférence, car nous montrerons plus loin combien sont décisifs et très nets les résultats obtenus par d'autres médications. Nous ne ferons que mentionner l'*arséniate de soude*, que nous n'avons vu employer qu'une fois avec succès, mais concurremment avec l'antipyrine. *Cadet de Gassicourt* en recommande l'usage : d'après lui, ce médicament serait bien toléré et ne donnerait lieu à aucun accident. Ce médicament s'emploie à la dose de 1 à 10 milligrammes par jour.

L'*arrhénal* paraît donner d'excellents résultats dans le traitement de la chorée. Notre maître, M. le professeur Weill, le fait prendre à la dose de 3 centigrammes avec progression bi-quotidienne de 1 centigramme jusqu'à concurrence de 10 centigrammes, puis à doses progressivement et bi-quotidiennement décroissantes de 1 centigramme. jusqu'à zéro.—Nous rapportons 7 cas ainsi traités dans son service, tous suivis de guérison rapide, même dans les cas de chorée récidivante. Dans un cas même, la chorée est *améliorée dès le deuxième*

jour du traitement et *complètement guérie le troisième.*

Ce médicament paraît donc excellent et mérite tout
spécialement d'être essayé dans le traitement de la
chorée de Sydenham.

La *liqueur de Boudin*, dans le traitement de la
chorée, a été préconisée par MM. Siredey, Comby et
Marfan. Les recherches de M. Marfan sont rapportées
dans la thèse de Cougnot (1895).

La liqueur de Boudin est une solution aqueuse d'acide
arsenieux à 1/1000 ; 1 gramme de la solution équivaut
à 1 milligramme d'acide arsénieux.

M. Comby (Comby, *Traitement de la chorée*, Soc.
méd. hôp., 1902), formule ainsi les mesures hygiéniques et les moyens pharmaceutiques applicables à la
chorée :

« 1° Repos absolu au lit pendant quinze jours.

« 2° Isolement relatif, pas de jeux en commun, pas
de travaux intellectuels, repos cérébral autant que physique.

« 3° Diète particulière, pas de vin ni autre boisson
alcoolique ou excitante ; régime lacté si l'enfant le
tolère, boissons aqueuses, régime végétarien. *En cas
de traitement intensif par l'arsenic ou par l'antipyrine, le régime lacté est de rigueur.*

« 4° Pendant neuf jours consécutifs, l'enfant prend
des doses croissantes et décroissantes de liqueur de
Boudin, incorporée à un julep gommeux, par cuillerée
à soupe toutes les deux heures, chaque cuillerée étant
suivie d'une tasse de lait. Pour les enfants d'âge avancé
(entre huit et quinze ans), on partira de 10 grammes

de liqueur de Boudin le premier jour, en augmentant
de 5 grammes par jour jusqu'à 3o, et on diminue ensuite suivant la même échelle jusqu'à 10. Pour les enfants plus jeunes, on débutera par 5 grammes et on ne
dépassera pas 20 ou 25 grammes par jour. Dans les cas
d'enfants âgés de plus de huit ans, la dose de liqueur
de Boudin est considérable, elle est toxique et n'est pas
toujours bien tolérée (vomissements, état saburral, fièvre). Il faut redouter l'apparition de la paralysie arsenicale. Pour faire tolérer ce traitement énergique, soumettre l'*enfant au régime lacté et exiger* qu'il boive
beaucoup. »

Telle est la méthode préconisée par M. Comby, et
nous verrons combien sont nombreux et graves les
accidents qu'elle provoque. La critique de cette méthode a été faite longuement par M. le D\u02b3 Lévy, dans
sa thèse de 1899-1900, à l'aide de nombreuses observations recueillies dans le service de notre maître commun, M. le professeur Weill. Mais, vu l'importance des
accidents causés par cette médication, nous ne croyons
pas inutile d'y revenir en apportant de nouveaux faits
à l'appui.

Nous avons pu recueillir, dans le service de M. le
professeur Weill, 28 observations de chorées traitées
par la liqueur de Boudin à doses croissantes puis décroissantes ; 14 malades sont traitées uniquement par
ce remède ; dans les 14 autres cas, on a essayé successivement plusieurs traitements, y compris la liqueur de
Boudin.

[1] Comby, *Traitement de la chorée*. Société médicale des hôpitaux, 1902.

Dans les 14 premiers cas, c'est-à-dire dans ceux où les malades n'ont pris comme traitement que de la liqueur de Boudin suivant la méthode de Comby, voici les résultats obtenus : le médicament jugule rapidement la maladie, et l'on constate une amélioration très nette dès le cinquième ou sixième jour, et une disparition complète des mouvements choréiques dès le quinzième jour.

Cette médication paraîtrait donc excellente, mais son procès est facile à faire lorsqu'on en passe en revue les multiples inconvénients et les accidents très graves, parfois mortels qu'elle provoque. Citons d'abord ce que dit M. Comby lui-même à ce sujet : « Arrivé à la limite de la tolérance (20 à 30 grammes), des accidents d'intoxication arsenicale apparaissent, le petit malade accuse des douleurs abdominales, des fourmillements généralisés, de la sécheresse de la bouche et de la langue ; il vomit et présente quelquefois une parésie plus ou moins nette du côté des membres. Mais, en même temps, les mouvements choréiques diminuent d'intensité, le calme et le sommeil reparaissent, et, si l'on a soin de diminuer progressivement les doses et de les continuer encore pendant quelques jours, la guérison ne tarde pas à survenir. Dans le cas de rechute, il n'y a qu'à reprendre le même traitement. »

M. Comby ajoute que, malgré ces inconvénients, la médication arsenicale intensive doit être continuée, à *condition de surveiller attentivement les enfants.*

Fabel rapporte précisément dans sa thèse (Paris, 1901-1902), les idées de M. Comby. « En somme, dit-il, pour la liqueur de Fowler comme pour la liqueur de

Boudin, le secret de la réussite consiste à commencer par des doses déjà fortes et d'élever rapidement ces doses jusqu'à commencement d'intoxication. » Et si nous voulons employer d'autres expressions pour rendre sa pensée, nous voyons que, d'après lui, il faut s'empresser d'empoisonner ses malades pour les guérir plus vite.

Cougnot (thèse, Paris 1895) dit, d'autre part, en parlant de la liqueur de Boudin : « Non seulement nous ne redoutons pas les accidents d'intoxication, mais nous essayons de les atteindre le plus promptement possible, car il se produit souvent à ce moment une amélioration sensible. »

Nous verrons, par la lecture de nos observations, qu'on n'arrive pas toujours impunément à pareil but et nous relatons un cas de mort par ce mode de traitement.

Voici les accidents très décisifs que nous avons relevés dans le service de M. le professeur Weil : sur quatorze cas de malades ayant subi uniquement le traitement par la liqueur de Boudin, en même temps, il est vrai, qu'une amélioration et une guérison rapides, on constate, et cela régulièrement dans chaque cas, *de nombreux vomissements avec nausées, une céphalée intense, de la fièvre et une insomnie régulière.* Les petites malades se plaignent d'une *gastralgie violente.* Les vomissements ont lieu immédiatement après la prise de leur potion : *si l'on fait alors prendre du lait, les malades ne le vomissent point.* Les vomissements sont donc bien dus à l'action toxique de la liqueur de Boudin. Les vomissements sont constants, ils se produisent neuf fois sur dix et se répètent de quatre à huit

fois par jour. Dans quatorze cas de ce mode de traitement, trois fois on note une élévation notable de la
température qui monte à 38 degrés et même à 39°5.
Quatre fois on note des *éruptions médicamenteuses*
variées : de l'herpès labial, des *amydalites érythémateuses*, de la dysphagie, une *stomatite diphtéroïde*, une
éruption d'aspect rubéolique. Dans deux cas on note
la présence d'albumine dans les urines ; dans trois autres
cas l'épreuve de la *glycosurie alimentaire est positive* et
nous signalonstout spécialement l'observation d'une malade (Obs. LXXV n° 1330) qui, outre de l'albuminurie
et une éruption herpétiforme, présente une *élimination
de bleu de méthylène* dans ses urines, *qui persiste
pendant soixante-dix à quatre-vingts heures* après
l'injection hypodermique de cette substance.

Il est donc incontestable que la liqueur de Boudin
produit des lésions rénales très manifestes et très
graves.

Les malades, d'autre part, *pâlissent beaucoup*. Les
globules rouges non seulement sont détruits en grande
partie, mais ceux qui échappent à cette action destruc-
tive du médicament, subissent, pour la plupart, des
altérations et des déformations diverses.

Ces faits ont été régulièrement et très soigneusement
constatés dans le laboratoire de la clinique médicale
infantile de la Charité, la numération des globules et
la valeur globulaire étant établies avant, puis après le
traitement.

Le Dr Levy dans sa thèse signale d'autre part plusieurs cas de *névrites* à la suite du traitement de la
chorée par la liqueur de Boudin. Il relate aussi un cas

de *paraplégie grave* signalé par le Dr Comby lui-même dans son service[1].

Bien plus, outre les nombreux accidents que nous avons cités et qui dénotent déjà une intoxication arsenicale grave et parfaitement évitable par l'emploi d'autres remèdes, nous rapportons avec quelques détails l'observation d'un cas de mort d'une malade traitée par la méthode de Comby.

Chez cette malade, un premier traitement amène rapidement *de la glycosurie alimentaire*, une *hypoglobulie* très marquée, puis *une néphrite*. Au bout d'un certain temps, la malade quitte l'hôpital guérie de sa néphrite et de sa chorée. Deux mois après sa sortie de l'hôpital, la malade entre de nouveau pour chorée, dans le service de M. le professeur Weill ; on institue de nouveau le traitement par la liqueur de Boudin. La malade présente de suite des vomissements, pâlit très rapidement et l'on note de l'albumine dans ses urines avant la fin de son traitement. Elle a une nouvelle *poussée de néphrite très grave* avec *urémie* et *convulsions qui l'emportent*. (Obs. LXXIV n° 1085).

Tels sont les résultats très nets de malades traités uniquement par la liqueur de Boudin.

Nous allons maintenant passer rapidement en revue les observations de malades ayant subi, avant ou à la suite d'autres médications, le traitement par la liqueur de Boudin : nous pourrons ainsi donner des résultats comparatifs.

D'une manière générale, des quatorze observations

---

[1] Thèse, Lyon, 1899-1900, p. 49.

de cette catégorie, découlent des résultats qui coïncident en tous points avec ceux que l'on avait obtenus précédemment

Dans l'observation CI, n⁰ 1014, un premier traitement par la liqueur de Boudin amène, avec des phénomènes généraux, une stomactite et une angine spéciale. Devant ces phénomènes d'intoxication arsenicale, vomissements, diarrhée, coliques, stomatite, on supprime le traitement. La chorée s'amende alors peu à peu. On fait prendre à la malade de la liqueur de Fowler, VI gouttes par jour avec progression jusqu'à concurrence de XI gouttes. La chorée est améliorée, *mais survient une paralysie des extenseurs du pied, qui dure 9 mois.*

On institue de nouveau le traitement par la liqueur de Boudin ; la chorée s'améliore à peine, la paralysie diminue insensiblement.

Dans un deuxième cas (Obs. CV, n° 1049) la liqueur de Boudin amène des phénomènes d'intolérance (gastralgie, vomissements) et reste absolument inefficace : on donne alors de l'antipyrine à la malade et on constate une amélioration rapide, sans aucun accident. On donne ensuite une nouvelle série de liqueur de Boudin qui, cette fois, est tolérée, mais n'amène pas une guérison complète. Traitée par le *trional*, la malade sort complètement guérie.

Dans un autre cas (Obs. XCV, n° 223) où l'antipyrine amenait une guérison rapide, mais suivie de plusieurs récidives, on donne de la liqueur de Boudin : la chorée reste absolument stationnaire ; de plus la malade, emmenée par ses parents qui étaient las de la voir dépérir à vue d'œil, *la malade présente des vomisse-ments et de la diarrhée qui persistent pendant deux ans et demi* après sa sortie de l'hôpital, d'abord tous les jours sans exception, puis tous les deux ou trois jours.

Son état général devient tellement mauvais qu'elle est obligée de nouveau de rentrer dans le service : On la traite alors par l'antipyrine et on constate alors une amélioration rapide ; il n'y a plus ni vomissements ni diarrhée, mais la chorée récidive plusieurs fois encore.

De même que dans les quatorze cas de chorée traités uniquement par la liqueur de Boudin, on note aussi, dans la deuxième catégorie d'observations (à traite-ments multiples), outre les vomissements et la gastral-gie qui sont la règle, de l'albuminurie, de la glycosurie alimentaire, des éruptions diverses. D'autre part, plu-sieurs fois le traitement par la liqueur de Boudin échoue nettement, ou est tout aussi bien suivi de récidives que le traitement par d'autres remèdes.

Au point de vue de *la tolérance parfaite* du médica-ment par la malade, sur vingt-huit observations on n'en note que *deux* ou *trois cas*, c'est donc l'exception.

Citons enfin le cas que rapporte Cazal (Archives Méd., Toulouse, 15 septembre 1903), où le traitement par la liqueur de Boudin amène *une aphasie* qui per-siste pendant plus d'une semaine.

En résumé, sur une trentaine de cas de chorée trai-tés par la liqueur de Boudin, nous relevons régulière-ment des accidents très graves, et même un cas de mort.

Cette médication est donc à prescrire d'une façon

absolue par les médecins praticiens dans leur clientèle privée, où le médecin ne peut être constamment auprès de ses malades pour les surveiller et intervenir au besoin. Il est d'ailleurs à peu près absolument impossible d'obtenir de jeunes enfants qu'ils restent constamment alités, qu'ils subissent un isolement même relatif, qu'ils prennent surtout un médicament qui leur fait très mal, et qu'ils restent à la diète même lactée.

Quels sont d'ailleurs les parents qui voudraient de bon gré se soumettre à voir constamment leurs enfants en proie à de véritables crises d'empoisonnement, à les voir vomir et souffrir continuellement, et quelle opinion auraient-ils d'un médecin qui, par ses remèdes aurait provoqué une paralysie et même plus.

On ne saurait donc songer à employer cette médication en pratique, et bien plus, elle doit être absolument proscrite des services hospitaliers. Les graves accidents et le cas de mort que nous relations en sont une preuve suffisamment convaincante, et nous ne croyons pas exagérée l'opinion de Dresh à ce sujet, du moins lorsqu'il s'agit de la liqueur de Boudin : « Donner en quelques jours 34 centigr. d'acide arsénieux à une fillette de neuf ans, semble plutôt du ressort du juge d'instruction que de la clinique hospitalière. Au point de vue de la rapidité d'effet, cette médication détient peut être le record, mais sûrement le record du danger encouru lui est réservé. »

Il ne nous semble en effet nullement nécessaire d'empoisonner ses malades pour mieux les guérir et les guérir plus vite.

Des diverses médications arsénicales employées, il

ne nous en reste qu'une à exposer, la plus importante et la meilleure de toutes d'ailleurs, à notre avis, celle par le *beurre arsenical*.

L'étude de cette préparation et de son mode d'action a été faite longuement par le Dr Lévy dans sa thèse inaugurale de 1899. Aussi passerons nous rapidement en revue l'histoire et la préparation de ce médicament trouvant plus utile d'insister plus spécialement sur ses avantages thérapeutiques.

Le Dr Chapuy, en 1879, à la suite d'expériences minutieuses, démontra que l'arsenic associé aux corps gras était donné avec plus d'avantages et moins d'inconvénients que sous une autre forme. Cela s'expliquerait par le fait que ce médicament passerait d'abord par la voie lymphatique au lieu d'être versé directement et brutalement dans le torrent circulatoire.

C'est à la suite des travaux de Chapuy que M. le professeur Weill eut le premier l'idée d'employer spécialement ce remède dans le traitement de la chorée.

Voici comment se prépare le beurre arsenical [1] : « La quantité de beurre à employer est invariablement fixée à 10 grammes, quelle que soit la quantité de principe actif qu'on lui incorpore. Pour préparer le mélange on prend une quantité connue d'acide arsénieux, celle qui sera administrée durant le cours du traitement, soit 18 centigrammes. On l'additionne de chlorure de sodium en quantité telle que 10 centigrammes de ce corps correspondent à 5 milli-

___

[1]. Thèse Lévy, (Lyon, 1899-1902).

grammes d'acide arsénieux. Dans le cas particulier, on additionnera donc 18 centigrammes d'acide arsénieux de 3 gr. 60 de chlorure de sodium et on aura un mélange du poids de 3 gr. 78. Ce mélange sera très intime et surtout très uniforme ; il a pour but d'augmenter le poids, et par conséquent le volume du principe actif. Il facilitera les divisions ultérieures en atténuant l'erreur personnelle inhérente à toute pesée. Mais, nous le répétons, pour atteindre ce résultat, il faudra un mélange parfaitement uniforme. Le chlorure de sodium ne sera pas là simplement en corps inerte, il aura pour effet de saler un peu le beurre et de rendre la préparation plus agréable au goût. Le mélange étant fait dans la proportion indiquée, 5 milligrammes d'acide arsénieux correspondent à 105 milligrammes du mélange. Comme les doses du principe actif sont successivement de 5, 10, 15, 20, 25, 30 milligrammes, et qu'elles redescendent ainsi par une courbe analogue mais inverse, à 5 milligrammes, on pèsera successivement du mélange, 105, 210, 315, 420, 525 et 630 milligrammes, puis on redescendra à 105 milligrammes. Chacune de ces quantités du mélange sera triturée en temps opportun dans 10 grammes de beurre frais ; l'acide arsénieux et le chlorure de sodium s'y mélangent parfaitement. Le beurre arsenical ainsi préparé est donné sur du pain sous forme de tartines, et il est accepté par les enfants avec la plus grande facilité. »

Tel est le mode de préparation du beurre arsenical. Dans le service de M. le professeur Weill, le médicament est donné en une seule fois, au cours ou à la fin du repas. On le donne de deux manières légèrement différentes, d'une part avec progression quotidienne, avec progression bi-quotidienne d'autre part.

Nous rapportons très résumées, 48 observations de malades ainsi traités, dont 38 uniquement par ce mode de médication ; les 15 autres ayant pris ce remède avant ou à la suite d'autres traitements.

Les résultats qui découlent de ces nombreuses observations sont excellents, et nous verrons que la supériorité de ce médicament sur tous les autres est manifeste.

Dans les 33 premiers cas, nous ne notons qu'un insuccès complet (Obs. XXVIII, n° 2340), et un résultat douteux (Obs. XXXII, n° 5710). Cette dernière malade ayant d'ailleurs été emmenée par ses parents avant la fin de son traitement). On observe pourtant 3 éruptions légères (Obs. X, n° 3305 ; Obs. XXIV, n° 5528 ; Obs. XXIX, n° 2566) Quatre fois on constate un très léger disque d'albumine dans les urines, d'une manière toute passagère d'ailleurs, et on ne constate qu'une seule fois un vomissement et de la céphalée.

On ne note que trois cas de récidives, guéris d'ailleurs par une nouvelle série de beurre arsenical.

Dans tous les autres cas, on ne relève aucun accident ; la médication est parfaitement tolérée et passe complètement inaperçue de la malade, qui reste levée dans la salle commune, qui joue avec ses camarades et qui n'est soumise en aucune façon à un régime spécial. Ici, pas de précautions à prendre comme dans la méthode du docteur Comby, *où il est de rigueur que la malade soit constamment alitée, isolée, mise au régime lacté et surtout astreinte à de continuelles souffrances, à de continuels vomissements,* ce qui nécessite la présence constante, ou des parents, ou d'un aide.

D'autre part, la guérison de la chorée est assez rapide : l'amélioration se produit en général vers le dixième ou le douxième jour du traitement, et la guérison est complète vers le vingt-cinquième jour. La guérison est assurément moins rapide que lorsqu'on utilise la liqueur de Boudin, mais cela est largement compensé par le fait qu'on n'empoisonne pas ses malades. Chez ceux-ci, on observe d'ailleurs toujours une excitation très prononcée de l'appétit ; aussi augmentent-ils notablement de poids (de 1 kilogrammes à 3 kilog. 5oo en un mois, d'après nos observations). Or, nous avons vu que dans le traitement par la liqueur de Boudin, c'était exactement l'inverse : les malades pâlissaient et maigrissaient beaucoup. Au point de vue pratique cette médication semble donc excellente. Il n'y a aucun accident à redouter, et par conséquent, il n'est pas nécessaire que l'enfant soit surveillé.

Dans l'une de nos observations (Obs. XXVI, n° 45o3) nous rapportons encore un cas de guérison simultanée de chorée et d'eczéma dans l'espace d'un mois.

Sur les 15 autres cas de chorée où le beurre arsenical a été donné avant ou à la suite d'autres médications, nous ne relevons que 2 cas d'insuccès. Dans l'un d'eux (Obs. XCII, n° 4224) on avait à faire à une chorée récidivante rebelle ; la malade, après avoir pris du beurre arsenical, sans résultat, fut soumise au traitement antipyrinique qui n'amena qu'une amélioration, suivie de deux récidives. Une deuxième série de beurre arsenical amène d'ailleurs une amélioration de la chorée. — Il ressort très nettement de nos observations, que dans le cas de chorées récidivantes, le beurre arsenical finit toujours par en avoir raison, sinon par une première série, tout au moins par une seconde ou une troisième, et cela sans accident aucun, tandis que nous avons vu qu'en voulant insister avec la liqueur de Boudin, il en était résulté une issue fatale. — Une seule fois sur 15 cas, on note une éruption pharyngée concommitamment avec de la température (Obs. C, n° 4275). Dans ce cas, la malade refusait absolument de prendre son remède. On vit disparaître sa chorée et tous les phénomènes généraux en lui donnant de l'arrhénal. En somme, sur 48 cas de chorées traitées par le beurre arsenical nous ne relevons que 3 insuccès complets, 4 cas d'éruptions, et quelques troubles insignifiants et très passagers tels qu'un léger disque d'albumine dans les urines.

Les cas d'insuccès ou qui comportaient des vomissements, d'après les renseignements que nous avons pu obtenir de l'entourage habituel des petites malades, auraient été dus à ce que ces dernières présentaient une chorée très prononcée du côté de la face et de la langue, à tel point que les enfants pouvaient à peine mâcher leurs tartines de beurre, les avalaient sans les mastiquer ou tout au moins les mastiquaient très mal. D'où le vomissement de leur remède, du simplement à une indigestion par défaut de mastication.

Nous voyons qu'en définitive le beurre arsenical est un excellent remède sinon le meilleur, contre les formes moyennes de la chorée, et si le praticien a un choix de médicament à faire, nous pensons qu'il n'hésitera pas à choisir ou le beurre arsenical ou l'antipyrine. C'est ce dernier médicament que nous allons maintenant étudier.

L'antipyrine est universellement employée dans le traitement de la chorée de Sydenham. Essayé tout d'abord en 1887 par Wolner de Münich et par Legroux, puis par Moncorvo, le traitement de la chorée par l'antipyrine a été bien étudié par Ch. Leroux. De nombreux travaux ont paru depuis sur ce sujet; les indications de ces travaux ont parues dans la thèse d'Hubrecht (Paris 95-96).

L'antipyrine serait considérée actuellement comme un excellent remède à opposer aux chorées simples. Ce médicament s'administre en potion; M. Comby donne les formules suivantes :

I. Antipyrine . . . .   10 gr.
   Sirop simple. . . . .   190 gr.
   Alcoolat de menthe . . . . .   1 gr.

II. Antipyrine . . . .   10 gr.
   Extrait de réglisse . . . . . } ââ 15 gr.
   Glycérine . . . .)
   Eau distillée q. s. pour . . . 150 c.c.

Une cuillerée à soupe toutes les trois ou quatre heures.

Une cuillerée à bouche de ces solutions contient 1 gramme de substance active. Barbonneix (Gaz. hôpit. Paris, 1902), conseille de donner dès les premiers jours une forte dose qu'on augmente progressivement tous les jours. Chez un enfant de six à huit ans, on commencera par 3 grammes et on ira jusqu'à 4 ou 5 grammes. Si l'on constate une amélioration, il ne faut pas cesser brusquement le traitement, mais aller en diminuant progressivement la dose du médicament. M. Comby [1] traite 70 cas de chorée grave par l'antipyrine : « L'antipyrine, dit-il, est un excellent remède de la chorée si on la prescrit à doses massives, non fractionnées. La dose maxima est de 5o centigrammes par jour et par année d'âge, ce qui fait 6 grammes à douze ans; on prescrira 1 gramme à la fois en paquet dissout dans l'eau sucrée ou en potion ».

A l'aide de ce traitement, M. Comby guérit la chorée en dix ou quinze jours. « Si la chorée résiste à l'antipyrine, ajoute-t-il, il ne faut pas s'obstiner ; on laissera reposer l'enfant, on le traitera par l'arsenic et la guérison ne se fera pas attendre ».

Notre maître, M. le professeur Weill, n'emploie pas les doses massives de Comby et il ne donne journellement à ses malades que 3 à 4 grammes d'antipyrine au maximum.

La dose d'antipyrine varie évidemment avec l'âge de la malade ; à de tout jeunes enfants correspondent des doses très faibles, mais dans chaque cas, il ne dépasse jamais 5 grammes. Aussi verrons-nous qu'il évite ainsi à ses malades divers accidents qui surviennent la plupart du temps dans la méthode Comby.

Nous avons recueilli dans le service de M. le professeur Weill, 6o observations de malades traitées par l'antipyrine ; 34 de ces fillettes ne prennent que ce

---

1 Comby, *Société médic. hôpitaux*, 1902.

médicament, le 26 autres subissent avant ou après le traitement antipyrinique d'autres médications.

Les résultats obtenus paraissent en général excellents : *vers le huitième ou dixième jour* du traitement on constate une *amélioration très nette ;* la guérison survient en général au bout de quinze à vingt jours, du moins dans les cas de traitement antipyrinique seul. Sur les 34 cas de cette dernière catégorie, nous comptons 7 récidives, 3 cas seulement d'amélioration imparfaite et 2 cas d'échec complet ou tout au moins de résultats très douteux.

M. Comby signale les inconvénients suivants : « Une diminution notable de la sécrétion urinaire avec coloration plus foncée ; parfois de l'hémoglobinurie ; l'oligurie peut aller parfois jusqu'à l'anurie momentanée ». Il signale aussi des vomissements et assez souvent des érythèmes morbilliformes, scarlatiniformes ou polymorphes.

« Ces accidents d'intoxication sont prévenus ou atténués, dit encore M. Comby, par le régime lacté et les boissons abondantes. Il faut s'assurer que le rein fonctionne bien et qu'il n'y a pas d'albumine. Il ajoute que les fortes chaleurs estivales seraient défavorables au traitement médicamenteux de la chorée ; il conseille d'avoir alors recours au drap mouillé ».

Nous signalons encore un cas d'hémoglobinurie par ingestion d'antipyrine chez une choréique, rapporté par MM. Simon et Maheu à la société de Pédiatrie dans sa séance du 12 novembre 1901 [1]. Il s'agit d'une fillette

1 *Traité des maladies de l'enfance,* 1901 p. 763.

de neuf ans atteinte de chorée intense ; la malade prend
en 4 jours 9 grammes d'antipyrine ; le cinquième jour,
les urines sont foncées, hémoglobinuriques avec pig-
ments biliaires ; le sérum du sang est laqué. (Cet état
laqué du sérum ne fut pas retrouvé chez d'autres
enfants qui prenaient aussi de l'antipyrine). Le dixième
jour on note une éruption généralisée. Sur les 34
observations de chorée traitées dans le service de M. le
professeur Weill par la médication antipyrinique, nous
avons relevé 7 cas accompagnés d'accidents consistant
en éruptions diverses : un cas de *stomatite diphtéroïde*
(Obs. LXIII, n° 2307), un cas d'*éruption pemphigoïde*
(Obs. LXIV, n° 3499), deux cas d'*éruption morbilli-
forme généralisée* avec rougeur des conjonctives le
deuxième jour de l'éruption (Obs. LXVII, n° 60). Mais
ces éruptions diverses disparaissent assez rapidement
malgré la continuation du traitement antipyrinique.

Nous signalerons aussi quelques rares manifestations
de gastralgie, de coliques et de diarrhée, l'apparition
d'un souffle systolique chez une malade. Mais dans aucun
cas nous n'avons relevé d'albuminurie, d'hémoglobinurie, d'oligurie ou d'anurie, comme M. Comby. Cette
différence tient probablement à ce que les doses de
M. Comby sont bien supérieures (doubles presque), à
celles qu'emploie M. le professeur Weill.

En somme, les accidents observés dans son service
sont bien minimes, plus nombreux, toutefois, et plus
sérieux que ceux que nous avons relevé chez les malades traités par le beurre arsenical.

Dans les vingt-six observations de malades ayant
subi un traitement antipyrinique précédé ou suivi

d'autres médications, nous relevons quatre ou cinq cas
d'insuccès complets de l'antipyrine, guéris ensuite rapidement par le beurre arsenical. Dans tous les autres
cas, l'amélioration et la guérison sont rapides, mais
bientôt suivies de récidives multiples. Un résultat très
net est que les récidives sont bien moins fréquentes
lorsqu'après le traitement antipyrinique ces malades
prennent du beurre arsenical. Nous devons dire aussi
que *deux fois* nous avons vu l'antipyrine réussir là où
le beurre arsenical avait échoué.

En résumé, sur 60 observations de malades traités
par l'antipyrine, uniquement par ce remède ou consé-
cutivement à d'autres médications, nous relevons dans
7 cas des éruptions diverses, 7 cas d'insuccès complet,
21 cas de récidives multiples, en même temps que des
phénomènes généraux tels que gastralgie, diarrhée,
coliques, insomnie, etc.

En comparant ces résultats à ceux qui ont été obtenus
chez quarante-huit malades ayant subi le traitement par le beurre arsenical, qui sont les suivants :
3 cas d'insuccès complet?, 4 cas d'éruption et quelques
troubles insignifiants et très passagers tels qu'un léger
disque d'albumine dans les urines, quelques cas de
récidives, moins nombreux que dans le cas de traitement antipyrinique) nous pouvons conclure à la supériorité du beurre arsenical sur l'antipyrine et cela sans
aucun doute dans le cas des chorées récidivantes et
graves. Nous ne pouvons être absolument affirmatifs à
ce sujet, d'une part, n'ayant que quarante-huit obser-

vations de malades traités par le beurre arsenical, alors
que nous avons soixante cas de traitement antipyrinique,
observant d'autre part également des accidents dans ces
deux modes de médication. D'après les renseignements
qui nous ont été fournis par l'entourage constant des
petites malades, ces dernières se porteraient toujours
très bien pendant toute la durée de leur traitement par
le beurre, alors qu'elles présenteraient très souvent des
malaises, de l'insomnie, quelques maux d'estomac et
des indispositions passagères, lorsqu'elles subissent
la médication antipyrinique.

Il nous reste, maintenant, à parler très rapidement
de quelques médicaments qu'on a l'habitude d'employer aussi dans le traitement de la chorée, mais tout
spécialement dans les cas graves de cette maladie. Nous
voulons parler de *l'émétique* et des *hypnotiques* : *chloral*, *hédonal*, *bromure* et *opium*.

L'emploi de *l'émétique* a été proposé et préconisé
par Laënnec. Gilette et Bonfils, contre les cas graves
ou rebelles de la chorée de Sydenham. Gilette donnait
ce médicament par séries de trois jours, séries espacées
de cinq à six jours .

Dans une première série, on donne :

o gr. 20 d'émétique le 1ᵉʳ jour
o gr. 30   —   2ᵉ —
o gr. 40   —   3ᵉ —

Puis, on attend quelques jours. La chorée est-elle
jugulée, on s'arrête, sinon, on passe à la seconde série
dans laquelle on donne :

o gr. 4o d'émétique le 1er jour
o gr. 5o   —   2e —
o gr. 6o   —   3e —

Si ces deux séries ne suffisent pas, on passe à la troisième, et l'on donne :

o gr. 5o d'émétique le 1er jour
o gr. 6o   —   2e —
o gr, 7o   —   3e —

Après ces trois séries, il est prudent de s'arrêter pendant une semaine au moins, après quoi on peut recommencer comme avant, avec des doses plus élevées... Cette méthode jugulerait, paraît-il, les chorées les plus rebelles. D'autre fois, elle donne les accidents graves du choléra stibié ou provoque une dépression exagérée de la tension artérielle. Cette méthode est absolument contrindiquée dans les cas où le tube digestif est en mauvais état. Fabel, dans sa thèse (Paris 1902), a fait l'étude de cette médication ; elle donnerait, d'après lui, de bons résultats.

Nous n'avons jamais vu employer cette médication dans le service de notre maître, nous ne pouvons donc porter sur elle aucune appréciation ; nous nous contentons, pour être plus complet dans notre travail, de citer des faits.

Le *chloral* a été préconisé dans le traitement de la chorée par Joffroy et Cadet de Gassicourt. Au-dessus de dix ans, ils font prendre à leurs malades 4 grammes de chloral en trois prises, après le repas, une le matin à

7 heures, une à midi et deux le soir vers 6 heures ; ce médicament est pris dans de la gelée de groseille. Le chloral ayant une action dépressive sur le cœur, il faut le proscrire d'une façon absolue chez les cardiaques. D'après Cadet de Gassicourt, c'est un médicament précieux dont il faut savoir user dans les cas de chorée très graves. On peut aussi le remplacer par les bromures : « ils maintiennent et accentuent aussi le calme produit par un agent plus prompt, et leur vrai rôle semble être de continuer l'action du chloral (Cadet de Gassicourt) ».

.Dans le service de M. le professeur Weill, nous n'avons relevé que quelques observations de malades ayant subi cette médication. Dans un cas (obs. CVII, n° 1051), le chloral associé à l'arsenic reste sans résultat, alors que l'antipyrine amène une amélioration et une guérison rapides mais suivies de récidives. On les guérit alors par le bromure et l'antipyrine.

Dans les autres cas, le chloral donne de bons résultats.

Nous rapprocherons de la médication par le chloral celle par l'*hédonal* et le *trional*, qui paraissent, eux aussi, bien réussir. Martinez Vargas signale deux cas de chorées rebelles guéris par l'hédonal.

Dans le service de M. le professeur Weill, nous relevons deux cas de malades traités par le trional à la dose de 1 gr. par jour en 2 prises, une le matin et une le soir, suivis d'amélioration et de guérison rapide. (obs. LXXXVIII, n° 1434.)

Dans le deuxième cas, le trional jugule une chorée rebelle où la liqueur de Boudin avait complètement échoué.

Les *bromures* donnent aussi d'excellents résultats. Nous n'avons relevé que trois observations où ce mode de traitement est employé : le succès est rapide et constant. Nous avons d'ailleurs vu que Cadet de Gassicourt en avait aussi vanté les bons effets Brossard rapporte d'autre part dans sa thèse (Paris, 1901) les qualités du bromure de camphre ; il cite quelques observations à l'appui. On débute par deux capsules de 20 centigr. avec progression telle que le malade en soit à neuf capsules au dixième jour ; on suit ensuite la même progression, mais inversement.

Citons enfin l'*opium* qui serait le remède de choix dans les cas désespérés ; il est indispensable de le donner à doses très élevées.

Nous en aurons fini avec les principales médications de la chorée de Sydenham lorsque nous aurons encore cité la communication du D' Hollopeter dans le *Traité des maladies de l'enfance* (1904, page 703); il prétend avoir ramené de trois mois à six semaines la durée de la chorée, de trente-six malades sur quarante, au moyen de *la balnéation prolongée*.

En résumé dans les cas graves de la chorée de Sydenham, il faudra employer les hypnotiques tels que le chloral, l'hédonal, le trional, associés ou non aux bromures, l'opium, tous médicaments qui sont des calmants du système nerveux. Dans ces cas graves, l'agitation étant extrême, il est bien évident qu'il faut parer au plus pressé, c'est-à-dire commencer par calmer ces malheureux qui, durant des journées et des nuits entières, ne reposent point, mais sont dans un continuel état de surexcitation.

Tels sont les résultats qui nous ont été dictés par les cent-cinquante observations que nous avons résumées ou lues dans le service de M. le professeur Weill, notre maître, et qui représentent, nous le répétons, une douzaine d'années d'essais thérapeutiques consciencieusement et très minutieusement suivis.

CHAPITRE III

DÉDUCTIONS THÉRAPEUTIQUES PRATIQUES

Nous tenons à résumer dans un chapitre spécial les résultats qui découlent de l'étude critique que nous venons de faire des diverses médications de la chorée de Sydenham.

Plusieurs faits ressortent nettement des statistiques que nous avons pu établir, d'une part par l'étude de 15o observations de petites choréïques traitées dans le service de M. le professeur Weill, en nous aidant d'autre part de diverses publications.

En général, toute atteinte de chorée ne guérit pas spontanément; si elle ne s'aggrave pas, elle reste du moins absolument stationnaire. Il est donc rationnel d'instituer toujours pour chaque cas une médication qui variera évidemment suivant la modalité de cette affection. Celle-ci se présente sous trois formes spéciales : légère, sévère ou moyenne ; c'est la forme moyenne que l'on rencontre le plus habituellement.

Deux mots seulement du traitement des formes légères : une bonne hygiène thérapeutique et diéthétique, le repos intellectuel autant que physique, l'isolement relatif d'avec les autres enfants, le séjour à la campagne, en auront bien vite raison.

Dans les formes moyennes, les médicaments les plus efficaces sont sans contredit l'*arsenic* et *l'antipyrine*. Mais parmi les préparations arsenicales il est indispensable de faire un choix, car, alors même que toutes seraient efficaces, toutes ne sont pas sans inconvénients pour ne pas dire sans dangers.

Ainsi la *liqueur de Fowler* est à proscrire absolument du traitement de la chorée : elle est d'ailleurs peu employée en France, car on a depuis longtemps constaté qu'il faudrait l'employer, pour qu'elle agisse, à des doses très élevées, par conséquent toxiques et très dangereuses, et que, par suite, son inefficaté est habituelle la plupart du temps ; même à faibles doses elle amène des accidents sérieux tels que des paralysies, de l'irritation gastro-intestinale et diverses éruptions.

L'arséniate de soude n'a pas encore fait ses preuves.

Le cacodylate de soude paraît avoir donné de bons résultats ; les troubles qu'il occasionne sont pourtant encore assez fréquents. La condition essentielle est qu'il soit administré par la voie hypodermique, car en ingestion ce remède occasionne à peu près constamment des troubles gastriques divers et parfois de l'albuminurie. En outre, la voie stomacale est peu pratique, à cause de l'odeur d'ail désagréable et repoussante qu'exhalent les malades ainsi traités. L'avantage de cette médication consisterait dans la possibilité de faire absorber sans dangers aux malades des doses colossales d'arsenic. L'étude plus complète de cette médication mérite d'être avantageusement poursuivie.

La liqueur de Boudin à hautes doses, suivant la méthode préconisée par M. Comby, est à rejeter d'une façon absolue du traitement de la chorée, pour les raisons suivantes : elle est incontestablement toxique, car l'on est obligé de substituer aux troubles choréiques une intoxication médicamenteuse. Dans tous les cas que nous avons observés, les vomissements sont la règle ; cette médication amène chez les malades des troubles gastro-intestinaux tels que coliques et diarrhée ; souvent on voit survenir des éruptions variées, et on note la plupart du temps des modifications du sang consistant en destruction et déformations des globules rouges ; des altérations rénales se révèlant par de l'albuminurie et de la glycosurie alimentaire ; des parésies ou paralysies du côté des membres.

Outre les graves dangers que l'on fait courir à ses malades, cette médication n'est pas du tout pratique, pas plus dans un service hospitalier que dans la clientèle privée où elle est absolument inapplicable. Elle nécessite des précautions auxquelles on ne peut soumettre facilement des enfants (repos absolu au lit, diète lactée de rigueur, etc.), et son emploi nécessite la surveillance pour ainsi dire constante d'une garde-malade quand ce n'est pas d'un médecin. Cette médication est très mal acceptée des enfants, qui la refusent la plupart du temps, car elle leur fait très mal et, effectivement, l'acpect de ces enfants qui s'anémient peu à peu et qui vomissent continuellement, fait peine à voir.

On a prétendu que cette intoxication par l'arsenic n'était que passagère, c'est inexact ; la plupart du temps cette médication produit des désordres persistants graves et durables. Nous répétons qu'il faut intoxiquer ses malades pour arriver à un bon résultat.

Tous ces accidents peuvent être parfaitement évités par l'emploi d'un médicament qui a incontestablement fait ses preuves, nous voulons parler du beurre arsenical.

Outre que ce genre de médication amène une amélioration et une guérison rapide des phénomènes choréiques, ses avantages consistent principalement en ce qu'il est toujours parfaitement bien accepté des petits malades ; en ce qu'il n'est nullement dangereux, les inconvénients très légers d'ailleurs qu'il présente, étant l'exception. Au lieu d'affaiblir et d'anémier les enfants comme le fait le traitement préconisé par M. Comby, le beurre arsenical leur excite l'appétit et amène chez eux une notable augmentation de poids. Il ne nécessite pas de surveillance ni de régime spécial. Le seul inconvénient de ce mode de médication consiste évidemment en ce qu'il ne peut être appliqué loin des grands centres à cause de la préparation spéciale qu'il exige. Nous nous basons sur l'autorité et la haute compétence de notre maître, M. le professeur Weill, pour affirmer que c'est le meilleur remède à employer pour combattre la chorée, non seulement dans les services hospitaliers, mais aussi dans la clientèle privée des grandes villes et de leurs environs.

A la campagne, où il n'est évidemment pas facile de se le procurer, on remplacera ce remède par l'arrhénal, qui donne, lui aussi, d'excellents résultats.

Si, pour une raison quelconque, on ne peut employer l'arsenic, on aura recours à l'antipyrine à la dose de

3 à 4 grammes. C'est un remède excellent contre la chorée. Il est préférable de l'employer plutôt à doses relativement faibles qu'aux doses de 6 grammes d'emblée, suivant la méthode de M. Comby. Ce dernier mode d'application amène, en effet, une diminution notable de la sécrétion urinaire avec coloration plus foncée des urines, et, parfois, de l'hémoglobinurie ; l'oligurie peut même aller jusqu'à l'anémie momentanée. Nous n'avons jamais, en effet, observé pareils accidents dans le service de M. le professeur Weill. Nous conseillons encore l'emploi du drap mouillé, particulièrement par les grandes chaleurs de l'été où tout traitement médical est, en général, mal supporté.

Dans les formes *sévères* de la maladie, on aura recours aux *hypnotiques*, tels que le chloral et ses succédanés : trional, hédonal ; aux bromures et à l'opium.

Lorsqu'on aura employé ces calmants du système nerveux, on pourra très bien parachever la guérison de la chorée par l'emploi du beurre arsenical.

En somme, si nous avions à classer les composés de l'arsenic, nous donnerions le premier rang au *beurre arsenical* ; si, pour une raison quelconque, on ne pouvait pas donner ce remède, on emploierait l'*arrhénal* en ingestion et mieux en injections. En troisième ligne, nous placerions le *cacodylate de soude*, à la condition expresse de l'employer en injections hypodermiques et non en ingestion ou en lavements. Quant à l'*arséniate de soude*, nous ne l'utiliserions que, faute de mieux, tout en lui donnant la préférence [sur la *liqueur de Boudin* et la *liqueur de Fowler*, dont l'emploi est trop dangereux.

L'arsenic a une valeur supérieure à l'antipyrine, mais, dans les cas où l'on ne pourrait l'employer, on se trouverait très satisfait des résultats donnés par ce dernier médicament.

L'étude de 150 observations de choréiques nous a dicté ces résultats.

CONCLUSIONS

De l'étude de 150 observations empruntées au service de M. le professeur Weill et concernant diverses
médications de la chorée de Sydenham, nous croyons
pouvoir tirer les conclusions suivantes :

I. Dans les chorées *légères*, il suffit de quelques
prescriptions hygiéniques et diététiques, combinées au
changement de milieu.

II. Dans les chorées *sévères*, les hypnotiques (chloral et ses succédanés : trional, hédonal, bromure de
potassium) sont nécessaires pour éviter les complica-
tions graves ou mortelles qui peuvent survenir.

III. S'il s'agit de chorées d'*intensité moyenne*, qu'on
a le plus souvent coutume d'observer, l'antipyrine et
l'arsenic sont les médicaments de choix.

Parmi les nombreuses préparations arsenicales,
l'*acide arsénieux associé aux corps gras*, suivant la

méthode imaginée par M. le professeur Weill, nous paraît sans conteste la médication la plus efficace, la plus commode et la plus exempte de dangers.

Quelques observations nous ont montré l'influence souvent bienfaisante de l'*arrhénal*, qui ne nous paraît pas cependant posséder une valeur thérapeutique égale à celle du beurre arsenical.

INDEX BIBLIOGRAPHIQUE

Archives de médecine des enfants (de 1900 à 1904 inclus).

Ardeberg, th. de Bordeaux (1888-1889).

Aran, Bulletin général de thérapeutique (1859).

Barbonneix, Traitement médicamenteux de la chorée de Sydenham (Gazette des hôpitaux de Paris, 1902, p. 252-254).

Barker, Empoisonnement arsenical dans un cas de chorée (Brit. med. Journ., 21 avril 1900).

Basset, th. Montpellier (1897-1898).

Benoist, th. Paris (1899-1900).

Bossard, Traitement de la chorée par le bromure de camphre (th. Paris, 1901).

Cazal, Traité des maladies de l'enfance, 1904, p. 248 (Archives médecine. Toulouse, 15 sept. 1903).

Cadet de Gassicourt, Traité clinique des maladies de l'enfance, 1882, t. II.

Cougnot, th. Paris, (1895).

Comby, Société médicale des hôpitaux. Paris, 1902.

Del-Pozzo, th. Paris (1897-1898).

Detcheff, Traitement de chorée par le cacodylate de soude (th. Lyon, 1901).

Dresh, Journal des praticiens, 1896, p. 420.

Fabel, Des principales médications et, en particulier, de l'arse-

nic et du tartre stibié dans les cas graves de la chorée
de Sydenham (th. de Paris, 1902).

GRANCHER, COMBY et MARFAN, Traité des maladies de l'enfance,
t. IV, p. 790-834.

HABAR, Médication cacodylique chez les enfants, th. Paris
1901.

HOLLOPETER, Balnéation prolongée dans traitement de chorée
(Traité maladies de l'enfance, p. 703, année 1904).

HUBRECHT, L'antipyrine dans chorée (th. Paris, 1895-1896).

LÉVY, Arsenic associé aux corps gras dans traitement de chorée
(th. Lyon, 1899-1900).

LANNOIS, Quelques cas de chorée traités par cacodylate de soude
(Lyon médical, 1901, 27 janvier, t. I, p. 117.

— Traité thérapeutique de Robin. Traitement chorée.

LEROUX, De l'antipyrine dans chorée (Revue mensuelle, maladies
de l'enfance, juin, août 1891).

MEIROWITZ, Récidive de chorée compliquée de névrite (liqueur
Fowler). The post graduate (mars 1900). Traité maladies enfance.

MARTINEZ VÁRGAS, Traité des maladies de l'enfance, p. 364, 1904.
La Medicina de los minos, mai et juin 1903.

PÉHU, Lyon médical, 1901, t. I, p. 457.

PERRET et GIVRE, Province médicale, 1890.

SIMON, Nature et traitement de la chorée (Lyon médical, 1901).

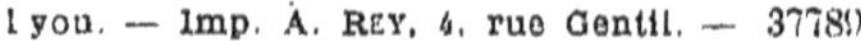

Lyon. — Imp. A. REY, 4, rue Gentil. — 37789